SITZUNGSBERICHTE DER SÄCHSISCHEN AKADEMIE
DER WISSENSCHAFTEN ZU LEIPZIG

Mathematisch-naturwissenschaftliche Klasse
Band 105 · Heft 3

ERICH SCHINCKE

STETIGE SCHALLNAHE POTENTIALSTRÖMUNGEN UM EINE FAMILIE SYMMETRISCHER PROFILE MIT ABGERUNDETER NASE UND IHRE GRENZLINIENEIGENSCHAFTEN

AKADEMIE-VERLAG · BERLIN

1963

BERICHTE ÜBER DIE VERHANDLUNGEN DER SÄCHSISCHEN AKADEMIE DER WISSENSCHAFTEN ZU LEIPZIG

MATHEMATISCH-NATURWISSENSCHAFTLICHE KLASSE

Band 97

Heft 1 Prof. Dr. ERICH STRACK / Beobachtungen über den endogenen Anteil des Kot-Stickstoffs 24 Seiten – 8° – 1949 – DM 2,50 *(vergriffen)*

Heft 2 Prof. Dr. ERNST HÖLDER / Über die Variationsprinzipe der Mechanik der Kontinua 13 Seiten – 8° – 1950 – DM 2,75 *(vergriffen)*

Heft 3 Dr. H. GERSTNER / Dr. H. BAARK / Dr. H. GRAUL / Der Wechselstromwiderstand der Froschhaut 25 Seiten – 8° – 1950 – DM 2,75 *(vergriffen)*

Heft 4 Prof. Dr. HERBERT BECKERT / Existenz- und Eindeutigkeitsbeweise für das Differenzenverfahren zur Lösung des Anfangswertproblems, des gemischten Anfangs-Randwert- und des charakteristischen Problems einer hyperbolischen Differentialgleichung zweiter Ordnung mit zwei unabhängigen Variablen 42 Seiten – 8° – 1950 – DM 9,– *(vergriffen)*

Heft 5 Prof. Dr. HERBERT BECKERT / Über quasilineare hyperbolische Systeme partieller Differentialgleichungen erster Ordnung mit zwei unabhängigen Variablen. Das Anfangswertproblem, die gemischte Anfangs-Randwertaufgabe, das charakteristische Problem 68 Seiten – 8° – 1950 – DM 14,50 *(vergriffen)*

Heft 6 Prof. Dr.-Ing. ENNO HEIDEBROEK / Das Verhalten von zähen Flüssigkeiten, insbesondere Schmierflüssigkeiten, in engen Spalten Nachdruck – 40 Seiten – 24 Abbildungen – 8° – 1952 – DM 5,80 *(vergriffen)*

Heft 7 Prof. Dr. HANS SCHUBERT / Über eine lineare Integrodifferentialgleichung mit Zusatzkern 52 Seiten – 8° – 1950 – DM 9,25 *(vergriffen)*

Heft 8 Dipl.-Phys. HERMAR KRUPP / Bestimmung der allgemeinen Lösung der Schrödinger-Gleichung für Coulomb-Potential 28 Seiten – 8° – 1950 – DM 5,50 *(vergriffen)*

Band 98

Heft 1 Prof. Dr. WALTER SCHNEE / Über magische Quadrate und lineare Gitterpunktprobleme 48 Seiten – 8° – 1951 – DM 4,65 *(vergriffen)*

Heft 2 Prof. Dr.-Ing. ENNO HEIDEBROEK / Über die Beziehungen zwischen Schmierung und Verschleiß bei geschmierter Gleitreibung Nachdruck – 36 Seiten – 5 Abbildungen – 8° – 1954 – DM 2,75

Heft 3 Prof. Dr.-Ing. e. h. KARL KEGEL / Der Salzstock Mirowo bei Provadia in Bulgarien 26 Seiten – 9 Abbildungen – 8° – 1951 – DM 3,– *(vergriffen)*

Heft 4 Prof. Dr. HERBERT BECKERT / Prof. Dr. HANS SALIÉ / Bemerkungen über die Verbiegung hyperbolisch gekrümmter Flächenstücke / Über Abels Verallgemeinerung der binomischen Formel 22 Seiten – 2 Abbildungen – 8° – 1951 – DM 2,25 *(vergriffen)*

Heft 5 Prof. Dr. ERICH STRACK / Die Dauerinfusion als Verfahren zur Erforschung des Kohlenhydratstoffwechsels des Tierkörpers 20 Seiten – 8° – 1952 – DM 2,– *(vergriffen)*

Band 99

Heft 1 Prof. Dr. HEINRICH BRANDT / Über das quadratische Reziprozitätsgesetz 18 Seiten – 8° – 1951 – DM 1,90 *(vergriffen)*

Heft 2 Prof. Dr. GEORG SPACKELER / Der Gebirgsdruck und seine Beherrschung durch den Bergmann 36 Seiten – 12 Abbildungen – 8° – 1951 – DM 1,65 *(vergriffen)*

Heft 3 Prof. Dr. ERNST DIEPSCHLAG / Die Anwendbarkeit der Regelungstechnik in der Hüttenindustrie 38 Seiten – 12 Abbildungen – 8° – 1952 – DM 3,90

SITZUNGSBERICHTE DER SÄCHSISCHEN AKADEMIE
DER WISSENSCHAFTEN ZU LEIPZIG

Mathematisch-naturwissenschaftliche Klasse
Band 105 · Heft 3

ERICH SCHINCKE

STETIGE SCHALLNAHE POTENTIALSTRÖMUNGEN UM EINE FAMILIE SYMMETRISCHER PROFILE MIT ABGERUNDETER NASE UND IHRE GRENZLINIENEIGENSCHAFTEN

Mit 23 Abbildungen

AKADEMIE-VERLAG · BERLIN

1963

Vorgelegt durch Herrn Keller in der Sitzung vom 15. Oktober 1962
Manuskript eingeliefert am 10. August 1962
Druckfertig erklärt am 30. Juni 1963

Erschienen im Akademie-Verlag GmbH, Berlin W 8, Leipziger Straße 3–4

Lizenznummer: 202 · 100/468/63
Gesamtherstellung: VEB Druckerei „Thomas Müntzer" Bad Langensalza
Bestellnummer: 2027/105/3 · ES 19 B 4 · Preis: DM 8,90

INHALT

Einleitung[1])

In der vorliegenden Arbeit betrachten wir ebene stationäre symmetrische Strömungen eines isentropischen Gases um geschlossene Profilkonturen ohne Zirkulation. Die Anströmung erfolgt unterkritisch; jedoch soll der Geschwindigkeitsbetrag so groß sein, daß sich an der Kontur beschränkte Überschallbereiche bilden. Setzt man ferner in üblicher Weise voraus, daß außerhalb der Profilkontur in der Strömungsebene weder Quellen noch Wirbel vorhanden sind, dann ergibt sich für das Geschwindigkeitspotential und für die Stromfunktion je eine partielle Differentialgleichung, die nichtlinear ist und beim Durchgang durch die Schallinie den Typ wechselt. Da die Lösung einer derartigen Differentialgleichung im allgemeinen mit erheblichen Schwierigkeiten verbunden ist, wird zweckmäßig ein vereinfachtes Strömungsmodell betrachtet.

Wenn man von der Stromfunktionsgleichung ausgeht, so liefert eine LEGENDRE-Transformation in der Hodographenebene eine lineare Differentialgleichung, die nach M. J. LIGHTHILL [1] und T. M. CHERRY [2] auf Grund eines Separationsansatzes durch eine Reihe hypergeometrischer Funktionen gelöst werden kann. Es zeigt sich jedoch, daß diese Reihe nur in einem Teil des Strömungsgebietes konvergiert. Man ist daher auf analytische Fortsetzungen im restlichen Strömungsgebiet angewiesen, die bei kompressiblen Strömungen nicht eindeutig bestimmt sind. Außerdem ist bereits beim Beispiel einer kreisnahen Profilkontur die numerische Rechnung mühsam. Eine weitere Möglichkeit zur Linearisierung der Differentialgleichung für die Stromfunktion bietet die TSCHAPLYGIN-MOLENBROEK-Transformation; man erhält dann wieder hypergeometrische Funktionen in den Partikulärlösungen. Da die Linearkombination dieser Lösungen auf die gleichen Schwierigkeiten wie bei der LEGENDRE-Transformation führt, ist es vorteilhaft, die Differentialgleichung der Stromfunktion oder des Geschwindigkeitspotentials zu vereinfachen.

---

[1]) Die vorliegende Arbeit stellt eine gekürzte Fassung der von der Math.-Nat. Fakultät der Martin-Luther-Universität Halle-Wittenberg am 16. 5. 1962 genehmigten Habilitationsschrift des Verf. dar.

In der Strömungsebene hat K. OSWATITSCH [3] für Strömungen, die von einer Parallelströmung in Schallnähe wenig abweichen, eine vereinfachte Differentialgleichung für das Geschwindigkeitspotential aufgestellt. Ausgehend von dieser nichtlinearen Differentialgleichung hat K. OSWATITSCH [4] die Berechnung der Geschwindigkeitsverteilung an schlanken symmetrischen Profilen auf die Lösung einer zweidimensionalen singulären Integralgleichung zurückgeführt, wobei auch Verdichtungsstöße auftreten können. Vgl. dazu auch K. OSWATITSCH — J. ZIEREP [5]. Bemerkt sei noch, daß der Anwendungsbereich dieser Integralgleichung auch auf Schallanströmung und Anstellung erweitert worden ist. Es liegen Näherungslösungen vor, die mit bekannten Ergebnissen gut übereinstimmen. Im Anschluß an K. OSWATITSCH [3] hat F. REUTTER [6] gezeigt, daß die nichtlineare Differentialgleichung des Geschwindigkeitspotentials mittels der LEGENDRE-Transformation in die bekannte TRICOMI-Gleichung überführt werden kann. Diese ist zur Beschreibung schallnaher Strömungen geeignet, wenn die POISSONsche Adiabatenkurve durch eine passende Approximation ersetzt wird. Vgl. dazu F. TRICOMI [7]. Bezüglich der ausgedehnten Literatur über die TRICOMI-Gleichung sei auf die Arbeiten von F. FRANKL [8] und P. GERMAIN [9] verwiesen.

Eine bessere Approximation der POISSONschen Adiabate, als sie die TRICOMI-Gleichung liefert, ergibt sich nach dem Verfahren von S. TOMOTIKA — K. TAMADA [10]. Dabei wird die Stromfunktionsgleichung nach Übergang in die Hodographenebene nochmals transformiert, indem man an Stelle des Geschwindigkeitsbetrages und des Stromwinkels neue Variable einführt. Dadurch ergibt sich in der transformierten Ebene außer der üblichen Verzweigungssingularität im Bildpunkt der Anströmung eine weitere komplizierte Singularität im Staupunktsbild. Jedoch läßt sich für stetige Strömungen bei diesem Verfahren der Grenzübergang in die inkompressible Strömung nicht mehr in einfacher Weise vollziehen.

Im ersten Teil der vorliegenden Arbeit haben wir eine Modifikation des Verfahrens von S. TOMOTIKA — K. TAMADA angegeben und dabei auf die Stromwinkeltransformation verzichtet. Die Transformation des Geschwindigkeitsbetrages wurde so ausgeführt, daß im inkompressiblen Grenzfall die Stromfunktionsgleichung in die LAPLACE-Gleichung übergeht, wenn die kritische Geschwindigkeit gegen Unendlich strebt. Außerdem läßt sich zeigen, daß die von uns verwendeten partikulären Lösungen bei diesem Grenzübergang harmonische Funktionen liefern. Mit Hilfe einer verhältnismäßig einfachen Variablentransformation ergibt sich ferner, daß die Stromfunktionsgleichung in Schallnähe asymptotisch durch die TRICOMI-Gleichung dargestellt werden kann. Die Stromdichte, die durch das modifizierte Verfahren festgelegt wird, stimmt im kritischen Zustandspunkt und im Staupunkt mit derjenigen eines POISSONschen Gases überein (vgl. Abb. 5). In gleicher Weise wie S. TOMOTIKA — K. TAMADA ermitteln wir den singulären Bestandteil der Stromfunktion in geschlossener Form. Dieser besitzt für alle symmetrischen zirkulationslosen Profilströmungen dieselbe Gestalt. Der reguläre Bestandteil, der die Profilkontur bestimmt, muß so beschaffen sein, daß die Stromfunktion einer Schließungsbedingung (vgl. Abschnitt 4) genügt. Dabei haben wir einen Beweis von S. NOCILLA [11] für diese Bedingung ergänzt und vereinfacht. In einem numerischen Beispiel wählen wir den regulären Bestandteil derart, daß sich eine Profilkontur mit einem Staupunkt an der gekrümmten Nase und glattem Abfluß an der spitzen Hinterkante ergibt. Die Gestalt dieser Kontur, die einem symmetrischen SCHUKOWSKI-Profil ähnlich ist, hängt von der unterkritischen Anström-MACH-Zahl ab. Allerdings muß diese Zahl unterhalb einer gewissen Schranke liegen, wenn die Strömung um die zugehörige Profilkontur und insbesondere beim Durchgang durch die Schallinie stetig sein soll. Wird die Schranke überschritten, dann treten im Strömungsgebiet TOLLMIENsche Grenzlinien auf, deren Verlauf aber mit den üblichen Methoden nicht ermittelt werden kann; denn die partiellen Ableitungen der Stromfunktion, die dazu benötigt werden, ergeben für die numerische Rechnung zu komplizierte Ausdrücke.

Aus diesem Grund haben wir im zweiten Teil dieser Arbeit eine Theorie der Grenzlinien und ihrer Bildkurven, der sog. Grenzhodographen angegeben, die sich auch für die praktische Berechnung eignet. Diese Methode beruht darauf, daß sich die wesentlichen Grenzlinieneigenschaften durch den Potentialverlauf längs der Stromlinien beschreiben lassen. Wir erhalten dabei neben den bereits bekannten Eigenschaften noch einige, die neu sein dürften. In einem numerischen Beispiel haben wir die Grenzlinien im Innern der Profilkontur berechnet und dabei die sich aus der Theorie ergebenden Eigenschaften verifiziert. Obwohl es sich bei dem Beispiel um eine stetige Profilströmung handelt, bleibt doch zu erwarten, daß ein Teil der dort nachgewiesenen Grenzlinieneigenschaften auch bei stoßbehafteten Strömungen anzutreffen ist.

Im dritten Teil dieser Arbeit gehen wir von einer bekannten Stromfunktion aus, die eine stetige schallnahe Umströmung einer geschlossenen Profilkontur liefert und konstruieren eine weitere Stromfunktion, die bei festgehaltener Anström-MACH-Zahl differenzierbar von einem

Parameter abhängt und bei verschwindendem Parameter in die Ausgangsstromfunktion übergeht. Diese Stromfunktion ergibt, wie an einem Beispiel gezeigt wird, durch passende Wahl des Parameters stetige Umströmungen von Profilkonturen, die in einer gewissen Parallelstreifenumgebung der Ausgangskontur liegen. Derartige Konturen bezeichnen wir als „Nachbarprofile" und weisen zugleich darauf hin, daß die Existenz solcher Nachbarprofile nicht im Widerspruch zu dem bekannten Nichtexistenzsatz von C. Morawetz [12] steht, da dort der Nachbarschaftsbegriff anders definiert wird. Es ist zu erwarten, daß Nachbarprofile in unserem Sinne ebenfalls existieren, wenn sich an Stelle des glatten Abflusses an der Hinterkante ein Staupunkt ergibt. Da die numerischen Rechnungen dann umfangreicher werden, haben wir auf Beispiele dieser Art zunächst verzichtet.

Es sei noch bemerkt, daß M. Schäfer [13] für stetige schallnahe Kanalströmungen mit einer einheitlichen Charakteristikenmethode Nachbarkonturen berechnet hat, die danach von E. Koppe [14] experimentell bestätigt wurden.

I. Berechnung stetiger schallnaher Potentialströmungen um eine Familie symmetrischer Profile mit abgerundeter Nase nach einem modifizierten Verfahren von TOMOTIKA-TAMADA[1])

1. *Die Differentialgleichung der Stromfunktion und des Potentials in der $w\vartheta$-Ebene*

In einem Gebiet der xy-Ebene wird eine reibungslose, wirbel- und quellenfreie Strömung betrachtet. Dann existieren dort ein Potential $\Phi(x, y)$ und eine Stromfunktion $\Psi(x, y)$, die durch die Gleichungen

$$\Phi_x = \frac{\varrho_r}{\varrho} \Psi_y , \qquad \Phi_y = -\frac{\varrho_r}{\varrho} \Psi_x \tag{1,1}$$

miteinander verbunden sind. Dabei bedeutet ϱ die Dichte des strömenden Gases und ϱ_r deren Wert im Ruhezustand. Der Geschwindigkeitsvektor $\mathfrak{w} = w\, e^{i\vartheta}$ wird mit Hilfe der Beziehungen

$$w^2 = \Phi_x^2 + \Phi_y^2 , \qquad \operatorname{tg} \vartheta = \frac{\Phi_y}{\Phi_x} \tag{1,2}$$

gebildet. Um eine Parameterdarstellung in der Gestalt

$$p = p(w) , \qquad \varrho = \varrho(w) \tag{1,3}$$

für die Druck–Dichte-Beziehung

$$p = p(\varrho) \tag{1,4}$$

zu erhalten, bemerken wir zunächst, daß sich auf Grund der BERNOULLIschen Gleichung

$$\frac{dp}{\varrho} + w\, dw = 0 \tag{1,5}$$

wegen

$$\varrho = \varrho(p) \tag{1,6}$$

[1]) Die Ergebnisse der Abschnitte 1, 2, 3 und 6 wurden auf der Jahrestagung der Gesellschaft für Angew. Mathematik und Mechanik (GAMM) 1958 in Hannover vorgetragen; vgl. dazu E. SCHINCKE [15].

der Druck p auch als Funktion von w auffassen läßt. Hieraus ergibt sich die obige Parameterdarstellung (1,3)[1]). Die Schallgeschwindigkeit a ist definiert durch

$$a^2 = \frac{dp}{d\varrho}. \tag{1,7}$$

Sie erreicht den kritischen Wert a^*, wenn $w = a$ ist. Außerdem sei noch vermerkt, daß die Größen

$$\varrho^* = \varrho(a^*) \qquad \text{und} \qquad p^* = p(\varrho^*) \tag{1,8}$$

als kritische Werte der Zustandsfunktionen $\varrho(w)$ und $p(\varrho)$ bezeichnet werden. Setzen wir voraus, daß das Strömungsgebiet in der xy-Ebene umkehrbar eindeutig auf ein im allgemeinen mehrblättriges Gebiet der Hodographenebene mit den Polarkoordinaten w, ϑ abgebildet wird, dann können w und ϑ als neue unabhängige Veränderliche des Gleichungssystems (1,1) aufgefaßt werden. Mit Hilfe von (1,5) und (1,7) erhält man das bekannte Tschaplyginsche Differentialgleichungssystem

$$\Phi_w = -\frac{\varrho}{\varrho_r}\frac{K(w)}{w}\Psi_\vartheta, \qquad \Phi_\vartheta = \frac{\varrho_r}{\varrho} w \Psi_w, \tag{1,9}$$

wobei zur Abkürzung

$$K(w) = \left(\frac{\varrho_r}{\varrho}\right)^2 \left(1 - \frac{w^2}{a^2}\right) \tag{1,10}$$

gesetzt wurde. Es ist vorteilhaft, anschließend noch die Radialstreckung

$$\omega(w) = a^* \exp\int_{a^*}^{w} \frac{\varrho}{\varrho_r}\frac{dw}{w} \qquad \vartheta = \vartheta \tag{1,11}$$

durchzuführen. Dabei geht nämlich das System (1,9) über in

$$\Phi_\omega = -\frac{K(\omega)}{\omega}\Psi_\vartheta, \qquad \Phi_\vartheta = \omega\Psi_\omega \tag{1,12}$$

mit

$$K(\omega) = K(w). \tag{1,13}$$

---

[1]) Da $\varrho = \varrho(p)$ als thermodynamische Zustandsfunktion stets positiv und stetig differenzierbar ist, ergibt sich $p = p(w)$ auf Grund von (1,5) als monoton fallende und ebenfalls stetig differenzierbare Funktion. Dagegen bedarf das Verhalten von $\varrho = \varrho(w)$ in Staupunktsnähe einer besonderen Nachprüfung, falls man von der Poissonschen Adiabate abweicht.

Eliminiert man aus den beiden Differentialgleichungen (1,12) das Potential $\Phi(\omega, \vartheta)$ bzw. die Stromfunktion $\Psi(\omega, \vartheta)$ so ergibt sich für $\Psi(\omega, \vartheta)$ bzw. $\Phi(\omega, \vartheta)$ je eine lineare Differentialgleichung

$$\Psi_{\omega\omega} + \frac{1}{\omega}\Psi_\omega + \frac{K}{\omega^2}\Psi_{\vartheta\vartheta} = 0\,, \qquad (1{,}14\text{a})$$

$$\Phi_{\omega\omega} + \frac{K}{\omega}\left(\frac{\omega}{K}\right)'\Phi_\omega + \frac{K}{\omega^2}\Phi_{\vartheta\vartheta} = 0\,, \qquad \left(\frac{\omega}{K}\right)' \equiv \frac{d}{d\omega}\left(\frac{\omega}{K}\right). \qquad (1{,}14\text{b})$$

Die Funktion $K(\omega)$ genügt wegen (1,13), (1,11), (1,10) und (1,3) den Bedingungen

$$K(\omega)\begin{cases} = 1 & \text{für} \quad \omega = 0 \\ = 0 & \text{für} \quad \omega = \omega^* = a^* \\ \gtrless 0 & \text{für} \quad \omega \lessgtr \omega^*\,. \end{cases} \qquad (1{,}15)$$

Daher ist jede der Differentialgleichungen (1,14) für $\omega < a^*$ vom elliptischen und für $\omega > a^*$ vom hyperbolischen Typ und ihre Charakteristiken C^+ und C^- sind durch

$$\dot\omega = \frac{\omega}{i\sqrt{K}}\,, \qquad \dot\omega = -\frac{\omega}{i\sqrt{K}} \qquad \text{mit} \qquad \dot\omega \equiv \frac{d\omega}{d\vartheta} \qquad (1{,}16)$$

gegeben. Im inkompressiblen Grenzfall $\frac{d\varrho}{dw} = 0$ (für hinreichend kleine w) und $a^* = \infty$ geht die durch (1,11) erklärte Funktion $\omega(w)$ in $\omega = w$ und die Differentialgleichung (1,14a) in die LAPLACEsche Differentialgleichung

$$\Delta\Psi(w, \vartheta) \equiv \Psi_{ww} + \frac{1}{w}\Psi_w + \frac{1}{w^2}\Psi_{\vartheta\vartheta} = 0 \qquad (1{,}17)$$

als Grenzdifferentialgleichung der Stromfunktion Ψ über.

Wenn die Funktion $\varrho(w)$ im Intervall $0 \leqq w \leqq \sqrt{\frac{\varkappa+1}{\varkappa-1}}\,a^*$ ($\varkappa = 1{,}405$ für Luft) für das adiabatische Gas in der Gestalt

$$\varrho = \varrho^*\left(\frac{\varkappa+1}{2} - \frac{\varkappa-1}{2}\,\frac{w^2}{a^{*2}}\right)^{\frac{1}{\varkappa-1}} \qquad (1{,}18)$$

gegeben ist, dann ist die Funktion $K(\omega)$ in dem entsprechenden Intervall $0 \leqq \omega \leqq \omega_{\max}$ bestimmt. Ihre Entwicklung in einer Umgebung der Stelle $\omega = a^*$ nach Potenzen von $1 - \frac{\omega^2}{a^{*2}}$ lautet

$$K = A\left(1 - \frac{\omega^2}{a^{*2}}\right) + O\left\{\left(1 - \frac{\omega^2}{a^{*2}}\right)^2\right\}, \tag{1,19}$$

wobei $A(\varkappa)$ den Wert

$$A = \left(\frac{2}{\varkappa + 1}\right)^{-\frac{x+2}{x-1}} \approx 1{,}17$$

besitzt. Entwickelt man in der Umgebung des Staupunktes $\omega = 0$ nach Potenzen von $\frac{\omega}{a^*}$, so ergibt sich

$$K = 1 - O\left(\frac{\omega}{a^*}\right)^2. \tag{1,20}$$

Für numerische Rechnungen erweist es sich als zweckmäßig, die Funktion $K(\omega)$ derart zu approximieren, daß die Lösungen der Differentialgleichung (1,14a) für die Stromfunktion $\Psi(\omega, \vartheta)$ nach Separation der Variablen auf bekannte Funktionen führen. Auf Grund von (1,19) und (1,20) wählen wir als Approximation abweichend von S. TOMOTIKA — K. TAMADA [10] den Ausdruck

$$K = 1 - \frac{\omega^2}{a^{*2}}, \tag{1,21}$$

der auch die Eigenschaften (1,15) aufweist und außerdem die Verhältnisse im Staupunkt besser berücksichtigt. Damit legen wir, wie im nächsten Abschnitt gezeigt werden soll, eine Beziehung $\varrho(w)$ fest, die im Punkt $w = 0$ mit dem Wert der Funktion (1,18) und im kritischen Zustandspunkt $w = a^*$ sowohl mit dem Funktionswert als auch mit der ersten Ableitung der Funktion (1,18) übereinstimmt. Setzt man den Ausdruck (1,21) in die Differentialgleichung (1,14a) ein, so ergeben sich durch Produktansatz die Partikulärlösungen $\Psi(\omega, \vartheta; \nu)$ dieser Gleichung in der Form

$$\Psi(\omega, \vartheta; \nu) = Z_\nu\left(\nu \frac{\omega}{a^*}\right) e^{-i\nu\vartheta} \tag{1,22}$$

mit den Zylinderfunktionen

$$Z_\nu\left(\nu \frac{\omega}{a^*}\right) = \sigma_\nu N_\nu\left(\nu \frac{\omega}{a^*}\right) + \tau_\nu I_\nu\left(\nu \frac{\omega}{a^*}\right), \tag{1,23}$$

wobei σ_ν, τ_ν Konstante bedeuten.

Die Abbildung des Strömungsgebietes in der $\omega\vartheta$-Ebene auf ein im allgemeinen nichtbeschränktes Gebiet in der xy-Ebene erfolgt mit

Hilfe der bekannten Beziehungen

$$dx = \frac{1}{w}\cos\vartheta\, d\Phi - \frac{\varrho_r}{\varrho\, w}\sin\vartheta\, d\Psi\,,$$
$$dy = \frac{1}{w}\sin\vartheta\, d\Phi + \frac{\varrho_r}{\varrho\, w}\cos\vartheta\, d\Psi\,, \tag{1,24}$$

wobei

$$w = w(\omega)\,, \qquad \varrho = \varrho(\omega)\,,$$
$$\Phi = \Phi(\omega, \vartheta)\,, \qquad \Psi = \Psi(\omega, \vartheta) \tag{1,25}$$

zu berücksichtigen ist. Berechnet man die Differentiale $d\Phi$ und $d\Psi$ auf Grund von (1,12), so geht (1,24) nach Elimination der Ableitungen Φ_ω, Φ_ϑ über in

$$dx = x_\omega\, d\omega + x_\vartheta\, d\vartheta\,, \qquad dy = y_\omega\, d\omega + y_\vartheta\, d\vartheta \tag{1,26}$$

mit

$$x_\omega = -\frac{1}{w}\left(\frac{K}{\omega}\Psi_\vartheta\cos\vartheta + \frac{\varrho_r}{\varrho}\Psi_\omega\sin\vartheta\right),$$
$$x_\vartheta = \frac{1}{w}\left(\omega\,\Psi_\omega\cos\vartheta - \frac{\varrho_r}{\varrho}\Psi_\vartheta\sin\vartheta\right),$$
$$y_\omega = -\frac{1}{w}\left(\frac{K}{\omega}\Psi_\vartheta\sin\vartheta - \frac{\varrho_r}{\varrho}\Psi_\omega\cos\vartheta\right),$$
$$y_\vartheta = \frac{1}{w}\left(\omega\,\Psi_\omega\sin\vartheta + \frac{\varrho_r}{\varrho}\Psi_\vartheta\cos\vartheta\right). \tag{1,27}$$

2. *Ermittlung einer zugehörigen $\varrho(w)$-Beziehung*

Um eine Funktion $\varrho(w)$ zu ermitteln, die dem Ansatz (1,21) für $K(\omega)$ entspricht, führen wir zweckmäßig die neue dimensionslose Veränderliche

$$q = \left(\frac{w}{a^*}\right)^2 \tag{2,1}$$

ein und leiten dann eine nichtlineare gewöhnliche Differentialgleichung zweiter Ordnung für die Funktion $\frac{\varrho(q)}{\varrho^*}$ her. Aus (1,13) ergibt sich wegen (1,10) und (1,21) unmittelbar die Beziehung

$$1 - \frac{\omega^2}{a^{*2}} = \left(\frac{\varrho_r}{\varrho}\right)^2\left(1 - \frac{a^{*2}}{a^2}\,q\right). \tag{2,2}$$

Die BERNOULLIsche Gleichung (1,5) liefert ferner mit (1,7) und (2,1)

$$a^2(q) = -\frac{a^{*2}}{2}\frac{\varrho}{\varrho^*}\left(\frac{d\left(\frac{\varrho}{\varrho^*}\right)}{dq}\right)^{-1} \tag{2,3}$$

und (1,11) geht mit (2,1) in

$$\omega(q) = a^* \exp\left(\frac{1}{2}\int_1^q \frac{\varrho}{\varrho_r}\frac{dq}{q}\right) \tag{2,4}$$

über. Setzt man die Ausdrücke (2,3) und (2,4) in die Gleichung (2,2) ein und differenziert dann nach q, so erhält man für die gesuchte Funktion

$$s(q) = \frac{\varrho^*}{\varrho}\frac{1}{q} \tag{2,5}$$

die nichtlineare Differentialgleichung zweiter Ordnung

$$\{q^2 s\,(2\,q\,s' + s)\}' = \left\{\frac{\left(\frac{\varrho^*}{\varrho_r}\right)^2}{s\,q^2} + 2\,q\,s' + s\right\}\frac{\varrho^*}{\varrho_r}. \tag{2,6}$$

Zunächst verfügen wir über den noch freien Parameter $\frac{\varrho^*}{\varrho_r}$ in (2,6) derart, daß er mit dem entsprechenden Wert aus der Beziehung (1,18) übereinstimmt, und entnehmen ferner aus (1,18)

$$\left(\frac{\varrho}{\varrho^*}\right)_{q=1} = 1 \qquad \text{und} \qquad \left(\frac{d\left(\frac{\varrho}{\varrho^*}\right)}{dq}\right)_{q=1} = -\frac{1}{2}. \tag{2,7}$$

Damit ergeben sich auf Grund von (2,5) die Anfangsbedingungen

$$(s)_{q=1} = 1 \qquad \text{und} \qquad (s')_{q=1} = -\frac{1}{2}. \tag{2,8}$$

Dieses Anfangswertproblem kann man mit einem der üblichen Verfahren der praktischen Analysis lösen und das Ergebnis für $\frac{\varrho(q)}{\varrho^*}$ mit der Funktion (1,18) vergleichen. Zur Berechnung der Druckverteilung schreiben wir die BERNOULLIsche Gleichung in der Form

$$\frac{d\left(\frac{p}{p^*}\right)}{dq} = -\frac{a^{*2}}{2}\frac{\varrho}{\varrho^*}\frac{\varrho^*}{p^*} \tag{2,9}$$

und fassen sie als Differentialgleichung für die Funktion $\frac{p(q)}{p^*}$ auf. Die Lösung liefert dann zusammen mit der Lösung des Anfangswertproblems (2,6), (2,8) eine Parameterdarstellung mit dem Parameter q. Vergleicht man die so ermittelte Druck–Dichte-Beziehung mit der POISSONschen Adiabate

$$\frac{p}{p^*} = \left(\frac{\varrho}{\varrho^*}\right)^{\varkappa}, \tag{2,10}$$

so erhält man genau dann eine Übereinstimmung mit dem Funktionswert und der ersten Ableitung der Funktion (2,10), wenn für die Differentialgleichung (2,9) die Anfangsbedingungen

$$\left(\frac{p}{p^*}\right)_{q=1} \qquad \text{mit} \qquad p^* = \frac{\varrho^* a^{*2}}{\varkappa} \tag{2,11}$$

gewählt werden.

3. *Die Stromfunktion in der $\omega\vartheta$-Ebene*

Die Ermittlung der Stromfunktion erfolgt als „indirektes" Problem[1]), d. h., wir suchen eine in einem gewissen Gebiet zweimal stetig differenzierbare Stromfunktion $\Psi(\omega,\vartheta)$ derart, daß eine durch $\Psi(\omega,\vartheta) = 0$ erklärte Kurve $\overline{C}$ bei der Übertragung in die xy-Ebene eine geschlossene und bezüglich der x-Achse symmetrische Kurve C mit der Gleichung $x = f(y)$ liefert. Bekanntlich wird sowohl für inkompressible als auch reine Unterschallströmungen um symmetrische Profile ein Gebiet der $\omega\vartheta$-Ebene vom Hodographenbild des Strömungsfeldes zweifach überdeckt. Dabei ist der Punkt $\omega = \omega_0$, $\vartheta = 0$ als Bildpunkt der Anströmung $w = w_0$, $\vartheta = 0$ ein Verzweigungspunkt. Entsprechend der Forderung nach einer Parallelströmung in großer Entfernung von der Profilkontur besitzt die Stromfunktion im Punkt $(\omega_0, 0)$ eine Unendlichkeitsstelle mit Dipolcharakter, und zwar wird eine gewisse zweiblättrige Vollumgebung dieses Punktes der $\omega\vartheta$-Ebene auf eine schlichte Vollumgebung des unendlich fernen Punktes der xy-Ebene abgebildet. Im Falle einer gemischten symmetrischen Profilströmung muß diese Abbildungseigenschaft ebenfalls vorhanden sein, denn die Strömung wird in großer Entfernung von der Profilkontur ähnlich wie eine reine Unterschallströmung verlaufen.

[1]) Im Gegensatz hierzu wird beim „direkten" Problem die kompressible Strömung um eine vorgegebene Profilkontur gesucht.

Die gesuchte Stromfunktion $\Psi(\omega, \vartheta)$ für die gemischte Strömung wird zweckmäßig aufgespalten in

$$\Psi(\omega, \vartheta) = \hat{\Psi}(\omega, \vartheta) + \chi(\omega, \vartheta) , \tag{3,1}$$

wobei $\hat{\Psi}(\omega, \vartheta)$ als singulärer Bestandteil dem Charakter der Singularität im Bildpunkt der Anströmung gerecht werden soll, während $\chi(\omega, \vartheta)$ im Bildgebiet des Strömungsfeldes regulär ist und die Kurve $\bar{C}$ bestimmt.

Wir berechnen zuerst den singulären Bestandteil $\hat{\Psi}(\omega, \vartheta)$ und legen dabei in Übereinstimmung mit den eben angestellten Betrachtungen folgende Eigenschaften zugrunde:

1. $\hat{\Psi}(\omega, \vartheta)$ ist Lösung der Differentialgleichung (1,14a).
2. Der Punkt $(\omega_0, 0)$ ist eine Unendlichkeitsstelle der Funktion $\hat{\Psi}(\omega, \vartheta)$, wobei eine Annäherung in der Richtung $\omega < \omega_0$, $\vartheta = 0$ ausgeschlossen wird.
3. Eine hinreichend kleine zweiblättrige Umgebung $\bar{D}$ des Verzweigungspunktes $(\omega_0, 0)$ liefert bei der Rückübertragung in die xy-Ebene mit Hilfe der Gleichungen (1,26) eine schlichte Umgebung D des unendlich fernen Punktes der xy-Ebene.

Zur Konstruktion von Strömungen mit unterkritischer Anströmung und stetigem Durchgang durch die Schallinie setzt man zweckmäßig nach dem bekannten TSCHAPLYGINschen Prinzip die Funktion $\hat{\Psi}(\omega, \vartheta)$ als unendliche Reihe von Partikulärlösungen der Differentialgleichung (1,14a) an und ordnet sie entsprechenden Lösungen der LAPLACEschen Differentialgleichung so zu, daß beim Grenzübergang $a^* \to \infty$ eine inkompressible Strömung entsteht, die zirkulationslos ist und im Unendlichen in eine Parallelströmung übergeht. Bei allen symmetrischen inkompressiblen Strömungen besitzt der singuläre Bestandteil der Stromfunktion, der der Parallelströmung im Unendlichen Rechnung trägt, in der $w\vartheta$-Ebene die Gestalt

$$\hat{\Psi}_{ik}(w, \vartheta) = \operatorname{Im} \left\{ i B_0 \sqrt{\frac{w}{w_0} e^{-i\vartheta} - 1}^{\,-1} \right\}, \tag{3,2}$$

wobei der Wert der reellen Konstanten B_0 zunächst willkürlich ist. Im Gebiet $\frac{w}{w_0} < 1$ läßt sich Ψ_{ik} in die Potenzreihe

$$\hat{\Psi}_{ik}(w, \vartheta) = \operatorname{Im} \left\{ B_0 \sum_{\nu=0}^{\infty} \hat{c}_\nu \left(\frac{w}{w_0} e^{-i\vartheta} \right)^\nu \right\} \tag{3,3}$$

mit

$$\hat{c}_\nu = \frac{\Gamma\left(\nu + \frac{1}{2}\right)}{\Gamma\left(\frac{1}{2}\right)\Gamma(\nu+1)} \tag{3,4}$$

entwickeln. Der Reihe (3,3) ordnen wir nun nach dem TSCHAPLYGINschen Prinzip die Reihe

$$\operatorname{Im}\left\{B_0 \sum_{\nu=0}^{\infty} \hat{c}_\nu \frac{I_\nu\left(\nu \frac{\omega}{a^*}\right)}{I_\nu\left(\nu \frac{\omega_0}{a^*}\right)} e^{-i\nu\vartheta}\right\}, \tag{3,5}$$

zu, die in einem Teil des Strömungsgebietes der $\omega\vartheta$-Ebene gleichmäßig konvergiert und dort eine Lösung der Differentialgleichung (1,14a) darstellt. Die Reihe (3,5) geht für $a^* \to \infty$ wegen

$$\frac{I_\nu\left(\nu \frac{\omega}{a^*}\right)}{I_\nu\left(\nu \frac{\omega_0}{a^*}\right)} \approx \left(\frac{\omega}{\omega_0}\right)^\nu \tag{3,6}$$

und $\omega \approx w$ gliedweise in die Reihe (3,3) über. Im Punkte $(\omega_0, 0)$ divergiert diese Reihe ebenso wie die Reihe (3,3) im Punkt $(w_0, 0)$.

Allerdings läßt sich die Summe der Reihe (3,5) nicht wie im inkompressiblen Fall in geschlossener Form angeben, was sich für numerische Berechnungen nachteilig auswirkt. Man kann aber die Reihe (3,5) so asymptotisch summieren, daß die Summe die oben geforderten Eigenschaften 1 bis 3 besitzt und damit als singulärer Bestandteil der kompressiblen Stromfunktion aufgefaßt werden darf. Die für diesen Zweck geeignete asymptotische Darstellung der Koeffizienten $\dfrac{\hat{c}_\nu}{I_\nu\left(\nu \frac{\omega_0}{a^*}\right)}$ lautet im Bereich $0 \leqq \dfrac{\omega_0}{a^*} \leqq 1$ für große ν

$$\frac{\hat{c}_\nu}{I_\nu\left(\nu \frac{\omega_0}{a^*}\right)} \approx B_1 g^\nu \tag{3,7}$$

mit

$$B_1 = \sqrt{2 e \beta} \tag{3,8}$$

und

$$g = e^{-\beta} \frac{1+\beta}{\sqrt{1-\beta^2}}, \qquad \beta = \sqrt{1 - \left(\frac{\omega_0}{a^*}\right)^2}. \tag{3,9}$$

Der Beweis der Darstellung (3,7) ergibt sich folgendermaßen. Auf Grund der STIRLINGschen Formel

$$\hat{c}_\nu \approx \sqrt{\frac{e}{\pi \nu}} \tag{3,10}$$

und auf Grund einer Formel von MEISSEL (vgl. G. N. WATSON [16], S. 227) erhält man im Bereich $0 \leqq \frac{\omega_0}{a^*} \leqq 1$ für große ν

$$I_\nu\left(\nu \frac{\omega_0}{a^*}\right) \approx \frac{(1-\beta^2)^{\frac{\nu}{2}} e^{\nu \beta}}{\sqrt{2 \pi \nu \beta}\,(1+\beta)^\nu}, \tag{3,11}$$

womit (3,7) bewiesen ist. Ersetzen wir nunmehr alle Koeffizienten der Reihe (3,5) durch $B_1 g^\nu$, so erhalten wir für die Funktion $\hat{\Psi}(\omega, \vartheta)$ den Ansatz

$$\hat{\Psi}(\omega, \vartheta) = \operatorname{Im}\left\{B_0 B_1 \sum_{\nu=0}^{\infty} g^\nu I_\nu\left(\nu \frac{\omega}{a^*}\right) e^{-i \nu \vartheta}\right\} \tag{3,12}$$

und führen zwecks Summierung dieser Reihe nach KAPTEYN (vgl. G. N. WATSON [16], S. 559) die bekannte Integraldarstellung der BESSELfunktionen

$$I_\nu\left(\nu \frac{\omega}{a^*}\right) = \frac{1}{2 \pi i} \int_{\mathfrak{K}} \left[\frac{1}{t} \exp\left\{\frac{\omega}{2 a^*}\left(t - \frac{1}{t}\right)\right\}\right]^\nu \frac{dt}{t} \tag{3,13}$$

ein, wobei der Integrationsweg $\mathfrak{K}$ in der t-Ebene noch geeignet festzulegen ist. Vertauscht man Summation und Integration, so geht der Ansatz (3,12) in

$$\hat{\Psi}(\omega, \vartheta) = \operatorname{Im}\left\{\frac{B_0 B_1}{2 \pi i} \int_{\mathfrak{K}} \sum_{\nu=0}^{\infty} e^{\nu h(t;\, \omega, \vartheta)} \frac{dt}{t}\right\} \tag{3,14}$$

mit

$$h(t; \omega, \vartheta) = \log g - i \vartheta - \log t + \frac{\omega}{2 a^*}\left(t - \frac{1}{t}\right) \tag{3,15}$$

über und liefert nach Summation

$$\hat{\Psi}(\omega, \vartheta) = \operatorname{Im}\left\{\frac{B_0 B_1}{2 \pi i} \int_{\mathfrak{K}} \frac{dt}{(1 - e^h)\, t}\right\}. \tag{3,16}$$

Das Integral kann nach dem Residuensatz berechnet werden. Dazu wählt man zweckmäßig als Integrationsweg $\mathfrak{K}$ einen Kreis um den Ursprung der t-Ebene derart, daß nur eine einfache Nullstelle $t = t_1$ der Funktion $1 - e^{h(t;\,\omega,\,\vartheta)}$ in seinem Innern liegt. Die Residuen der Funktion

$$f(t) \equiv \frac{1}{(1 - e^h)\,t} \tag{3,17}$$

an den Stellen $t = 0$ und $t = t_1$ lauten

$$\operatorname{Res} f(0) = 0 \qquad \text{und} \qquad \operatorname{Res} f(t_1) = \frac{1}{1 - \frac{\omega}{2\,a^*}\left(t_1 + \frac{1}{t_1}\right)}. \tag{3,18}$$

Aus (3,16) ergibt sich dann

$$\hat{\Psi}(\omega, \vartheta) = \operatorname{Im} \frac{B_0\,B_1}{1 - \frac{\omega}{2\,a^*}\left(t_1 + \frac{1}{t_1}\right)}, \tag{3,19}$$

wobei wir ohne Beschränkung der Allgemeinheit $B_0\,B_1 = 1$ setzen dürfen. Schreiben wir $t_1 = e^{i\Omega}$, wobei die im allgemeinen komplexe Funktion $\Omega(\omega, \vartheta)$ unter Berücksichtigung von (3,15) durch

$$i \log g + \vartheta + \Omega - \frac{\omega}{a^*} \sin \Omega = 0 \tag{3,20}$$

erklärt ist, so geht die Gleichung (3,19) für $\hat{\Psi}(\omega, \vartheta)$ in die endgültige Form

$$\hat{\Psi}(\omega, \vartheta) = \operatorname{Im} \frac{1}{1 - \frac{\omega}{a^*} \cos \Omega} \tag{3,21}$$

über. Die Lösung hätte man auch mit der von F. Tricomi [17] angegebenen Transformationsmethode erhalten können. Allerdings lassen sich dabei die Verhältnisse beim Übergang in die inkompressible Strömung nicht ohne weiteres übersehen. Für die Lösung (3,21) sollen nunmehr die am Anfang dieses Abschnittes geforderten Eigenschaften 1 bis 3 nachgewiesen werden.

Zunächst bestätigt man durch Einsetzen, daß die Funktion $\left(1 - \frac{\omega}{a^*} \cos \Omega\right)^{-1}$ eine komplexe Lösung der Differentialgleichung (1,14a) ist. Da die Koeffizienten dieser Gleichung reell sind, stellt sowohl der Real- als auch der Imaginärteil dieser Funktion wiederum eine Lösung dar. Damit besitzt (3,21) die Eigenschaft 1.

Zum Beweis der Eigenschaft 2 ist eine Zerlegung der Funktion $\Omega(\omega, \vartheta)$ in

$$\Omega(\omega, \vartheta) = \mu(\omega, \vartheta) + i\,\nu(\omega, \vartheta) \tag{3,22}$$

erforderlich, wobei μ, ν reelle Funktionen von ω, ϑ sind. Die Umkehrfunktionen $\omega(\mu, \nu)$ und $\vartheta(\mu, \nu)$ lassen sich in der einfachen Gestalt

$$\frac{\omega}{a^*} = \frac{\nu + \log g}{\cos\mu\,\mathfrak{Sin}\,\nu}, \qquad \vartheta = \mu - (\nu + \log g)\,\mathrm{tg}\,\mu\,\mathfrak{Ctg}\,\nu \tag{3,23}$$

darstellen. Bei einer Abbildung mittels dieser Gleichungen enthält die $\mu\nu$-Ebene im allgemeinen Verzweigungspunkte; z. B. ist $\mu = 0$, $\nu = 0$ ein Verzweigungspunkt zweiter Ordnung. Die berechneten Profilströmungen zeigten jedoch, daß das zweiblättrige Strömungsgebiet der $\omega\vartheta$-Ebene mit Hilfe eines geeignet festzulegenden Zweiges der Funktion (3,23) auf ein Blatt der $\mu\nu$-Ebene abgebildet werden kann. Da die Gleichung (3,20) an der Stelle $(\omega_0, 0)$ die Lösung

$$\cos\Omega(\omega_0, 0) = \frac{a^*}{\omega_0} \tag{3,24}$$

besitzt, müssen für unterkritische Anströmung $\frac{\omega_0}{a^*} < 1$ wegen (3,22) die Größen $\mu_0 = \mu(\omega_0, 0)$ und $\nu_0 = \nu(\omega_0, 0)$ den Bedingungen

$$\mu_0 = 0, \qquad \mathfrak{Cof}\,\nu_0 = \frac{a^*}{\omega_0} \tag{3,25}$$

genügen. Damit folgt aus der ersten der Gleichungen (3,23) die Beziehung

$$\log g = \mathfrak{Tg}\,\nu_0 - \nu_0\,. \tag{3,26}$$

Mit Hilfe von (3,22) und (3,23) läßt sich die Stromfunktion (3,21) in der für numerische Rechnungen geeigneten Form

$$\hat{\Psi}\{\omega(\mu,\nu);\ \vartheta(\mu,\nu)\} = -\frac{(\nu + \log g)\,\mathrm{tg}\,\mu}{\{1 - (\nu + \log g)\mathfrak{Ctg}\,\nu\}^2 + (\nu + \log g)^2\,\mathrm{tg}^2\mu} \tag{3,27}$$

schreiben. Führt man anschließend neue Veränderliche U, V durch

$$U = \mu\,, \qquad V = \nu - \nu_0 \tag{3,28}$$

ein, so erhält man für hinreichend kleine Beträge von U und V wegen

$$\mathrm{tg}\,U \approx U = \mu\,, \qquad \mathfrak{Ctg}\,(\nu_0 + V) \approx \mathfrak{Ctg}\,\nu_0 + V\,(1 - \mathfrak{Ctg}^2\,\nu_0) \tag{3,29}$$

die asymptotische Beziehung

$$\widehat{\Psi}(U, V) \approx -\frac{1}{\sqrt{K_0}} \frac{U}{U^2 + V^2}. \tag{3,30}$$

Dabei wurde im Hinblick auf Gleichung (1,21)

$$K_0 \equiv K(\omega_0) = \mathfrak{Tg}^2 \nu_0 \tag{3,31}$$

gesetzt, weil aus (3,25) und (3,26)

$$\mathfrak{Tg}^2 \nu_0 = 1 - \left(\frac{\omega_0}{a^*}\right)^2 \tag{3,32}$$

folgt. Mit

$$U = W \cos \Theta, \quad V = W \sin \Theta \tag{3,33}$$

kann (3,30) auch in der Form

$$\widehat{\Psi}(W, \Theta) \approx -\frac{1}{\sqrt{K_0}} \frac{\cos \Theta}{W} \tag{3,34}$$

geschrieben werden, so daß $\widehat{\Psi}(W, \Theta)$ für $W \to 0$, $\Theta \neq \frac{\pi}{2}, \frac{3\pi}{2}$ un-unendlich wird. Da zwischen den Veränderlichen ω, ϑ und W, Θ auf Grund von (3,23), (3,28) und (3,33) für hinreichend kleine W die asymptotischen Beziehungen

$$\omega - \omega_0 \approx \frac{1}{2} \omega_0 W^2 \cos 2\Theta, \qquad \vartheta \approx -\frac{1}{2} \sqrt{K_0}\, W^2 \sin 2\Theta \tag{3,35}$$

bestehen, entspricht den ausgeschlossenen Werten von Θ für hinreichend kleine W die Richtung der Geraden $\omega < \omega_0$, $\vartheta = 0$ in der Umgebung von $(\omega_0, 0)$. Damit ist die Eigenschaft 2 bewiesen. Bemerkt sei außerdem, daß die asymptotische Beziehung (3,34) hinsichtlich der Struktur mit dem bekannten singulären Bestandteil

$$\widehat{\Psi}_{ik}(W_{ik}, \Theta_{ik}) = \text{const} \frac{\cos \Theta_{ik}}{W_{ik}} \tag{3,36}$$

einer inkompressiblen symmetrischen Profilströmung übereinstimmt, wobei die Größen W_{ik}, Θ_{ik} mit den inkompressiblen Hodographenvariablen w, ϑ durch

$$\begin{aligned} w - w_0 &= w_0 W_{ik}^2 \cos 2\Theta_{ik}, \\ w \sin \vartheta &= -w_0 W_{ik}^2 \sin 2\Theta_{ik} \end{aligned} \tag{3,37}$$

verknüpft sind.

Um die Eigenschaft 3 nachzuweisen, ermitteln wir zunächst die zur Stromfunktion $\widehat{\Psi}(\omega, \vartheta)$ gehörige konjugierte Funktion $\widehat{\Phi}(\omega, \vartheta)$, die entsprechend dem Gleichungssystem (1,12) durch

$$\hat{\Phi}_\omega = -\frac{K(\omega)}{\omega}\hat{\Psi}_\vartheta\,,\qquad \hat{\Phi}_\vartheta = \omega\,\hat{\Psi}_\omega \tag{3,38}$$

definiert ist. Mit Hilfe von Gleichung (3,38) ergibt sich nach einfacher Quadratur

$$\hat{\Phi}(\omega, \vartheta) = -\frac{\omega}{a^*}\,\mathrm{Im}\,\frac{\sin\Omega}{1-\frac{\omega}{a^*}\cos\Omega}\,, \tag{3,39}$$

wobei die Integrationskonstante ohne Beschränkung der Allgemeinheit gleich Null gesetzt wurde. Unter Berücksichtigung der asymptotischen Beziehungen (3,35) folgt aus (3,39) für kleine W

$$\hat{\Phi}(W, \Theta) \approx \frac{\sin\Theta}{W}\,. \tag{3,40}$$

Ferner ergeben sich als partielle Ableitungen von $\hat{\Phi}(W, \Theta)$ und $\hat{\Psi}(W, \Theta)$ für kleine W

$$\begin{aligned} \hat{\Phi}_W &\approx -\frac{\sin\Theta}{W^2}\,, & \hat{\Phi}_\Theta &\approx \frac{\cos\Theta}{W}\,,\\ \hat{\Psi}_W &\approx \frac{1}{\sqrt{K_0}}\,\frac{\cos\Theta}{W^2}\,, & \hat{\Psi}_\Theta &\approx \frac{1}{\sqrt{K_0}}\,\frac{\sin\Theta}{W}\,. \end{aligned} \tag{3,41}$$

Daher können die Differentiale $d\hat{\Phi}$ und $d\hat{\Psi}$ asymptotisch in der Form

$$\begin{aligned} d\hat{\Phi} &\approx -\frac{\sin\Theta}{W^2}\,dW + \frac{\cos\Theta}{W}\,d\Theta\,,\\ d\hat{\Psi} &\approx \frac{1}{\sqrt{K_0}}\left(\frac{\cos\Theta}{W^2}\,dW + \frac{\sin\Theta}{W}\,d\Theta\right) \end{aligned} \tag{3,42}$$

dargestellt werden. Setzt man die Beziehungen (3,42) unter Berücksichtigung von

$$\sin\vartheta \approx -\sqrt{K_0}\,W^2\sin\Theta\cos\Theta\,,\qquad \cos\vartheta \approx 1 \tag{3,43}$$

in die Abbildungsgleichungen (1,24) ein, so bekommt man nach elementarer Zwischenrechnung für kleine W

$$\begin{aligned} dx &\approx -\frac{1}{w_0}\left(\frac{\sin\Theta}{W^2}\,dW - \frac{\cos\Theta}{W}\,d\Theta\right),\\ dy &\approx \frac{\varrho_r}{\varrho_0\,w_0\sqrt{K_0}}\left(\frac{\cos\Theta}{W^2}\,dW + \frac{\sin\Theta}{W}\,d\Theta\right). \end{aligned} \tag{3,44}$$

Nunmehr beweisen wir mit der gleichen Schlußweise wie in [18], S. 17, daß dem Punkt $W = 0$ der $W\Theta$-Ebene der unendlich ferne Punkt der xy-Ebene entspricht, und nehmen zu diesem Zweck in der $W\Theta$-Ebene einen festen Punkt $\overline{\overline{P}}_1(W_1, \Theta_1)$ an, der in einer hinreichend kleinen Umgebung des Ursprungs $W = 0$ liegt, aber mit diesem nicht zusammenfällt, ferner einen variablen Punkt $\overline{\overline{P}}(W, \Theta)$ sowie den Punkt $\overline{\overline{P}}_2(W_1, \Theta)$ (vgl. Abb. 1).

Nach Festlegung der Integrationskonstanten in der Abbildungsgleichung (3,44) mögen den Punkten P_1, $\overline{\overline{P}}_2$, $\overline{\overline{P}}$ in der Strömungsebene

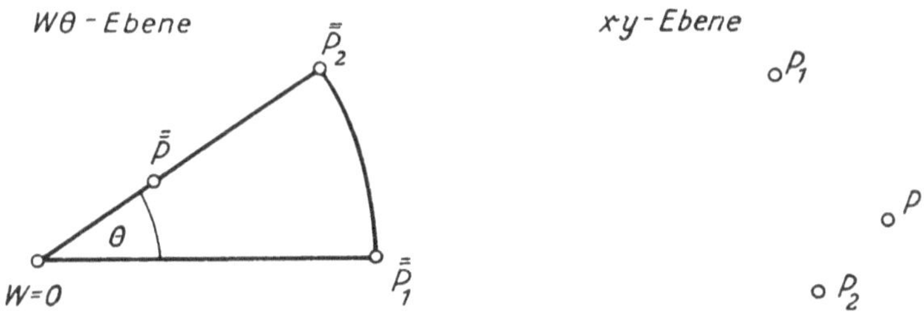

Abb. 1. Abbildung der Umgebung des Ursprungs der $W\Theta$-Ebene auf die xy-Ebene.

die Punkte $P_1(x_1, y_1)$, $P_2(x_2, y_2)$, $P(x, y)$ entsprechen. Dann liefert die Dreiecksungleichung

$$\overline{P_1 P} \geqq \overline{P_2 P} - \overline{P_1 P_2}\,. \tag{3,45}$$

Aus (3,44) ergibt sich durch Integration zwischen P_2 und P, wenn $\overline{\overline{P}}$ und $\overline{\overline{P}}_1$ hinreichend nahe bei $W = 0$ liegen,

$$x - x_2 \approx \frac{\sin\Theta}{w_0}\left(\frac{1}{W} - \frac{1}{W_2}\right), \qquad y - y_2 \approx \frac{\varrho_r \cos\Theta}{\varrho_0 w_0 \sqrt{K_0}}\left(\frac{1}{W_2} - \frac{1}{W}\right),$$

mithin

$$\overline{P_2 P}^2 \approx \frac{\sin^2\Theta}{w_0^2}\left(\frac{1}{W} - \frac{1}{W_2}\right)^2 + \frac{\varrho_r^2 \cos^2\Theta}{\varrho_0^2 w_0^2 K_0}\left(\frac{1}{W_2} - \frac{1}{W}\right)^2,$$

und wegen $K_0 < 1$ und $\dfrac{\varrho_r}{\varrho_0} > 1$ folgt

$$\overline{P_2 P}^2 \geqq \frac{1}{w_0^2}\left(\frac{1}{W} - \frac{1}{W_2}\right)^2 = \frac{1}{w_0^2}\left(\frac{1}{W} - \frac{1}{W_1}\right)^2. \tag{3,46}$$

Analog ergibt sich aus (3,44) durch Integration zwischen P_1 und P_2

$$x_2 - x_1 \approx \frac{1}{w_0 W_1} (\sin \Theta - \sin \Theta_1) ,$$

$$y_2 - y_1 \approx - \frac{\varrho_r}{\varrho_0 w_0 W_1 \sqrt{K_0}} (\cos \Theta - \cos \Theta_1)$$

mithin

$$\overline{P_1 P_2}^2 \approx \frac{1}{w_0^2 W_1^2} (\sin \Theta - \sin \Theta_1)^2 + \frac{\varrho_r^2}{\varrho_0^2 w_0^2 K_0 W_1^2} (\cos \Theta - \cos \Theta_1)^2 ,$$

$$\overline{P_1 P_2}^2 \leqq \frac{\varrho_r^2}{\varrho_0^2 w_0^2 K_0 W_1^2} \{(\sin \Theta - \sin \Theta_1)^2 + (\cos \Theta - \cos \Theta_1)^2\}$$

und

$$\overline{P_1 P_2}^2 \leqq \frac{4 \varrho_r^2}{\varrho_0^2 w_0^2 K_0 W_1^2} \sin^2 \frac{\Theta - \Theta_1}{2} \leqq \frac{4 \varrho_r^2}{\varrho_0^2 w_0^2 K_0 W_1^2} . \tag{3,47}$$

Aus (3,45) erhält man schließlich bei Beachtung von (3,46) und (3,47) für $W < W_1$ die Ungleichung

$$\overline{P_1 P} \geqq \left(\frac{1}{W} - \frac{1}{W_1} \right) - \frac{2 \varrho_r}{\varrho_0 w_0 \sqrt{K_0} W_1} , \tag{3,48}$$

d. h.

$$\overline{P_1 P} \to \infty \qquad \text{für} \qquad W \to 0 .$$

Dem Punkt $W = 0$, der Bildpunkt von $(\omega_0, 0)$ ist, entspricht also der unendlich ferne Punkt der Strömungsebene.

Zum Nachweis der Umgebungstreue und des Verzweigungscharakters in diesem Punkt ist es zweckmäßig, mehrere Teilabbildungen zu betrachten. Dabei gehen wir von einer Kreisscheibe $|Z| \leqq \varepsilon$ in der Z-Ebene ($Z = W e^{i\Theta}$) mit hinreichend kleinem Radius ε aus und führen vorübergehend die komplexe Veränderliche $\mathfrak{z} = \mathfrak{x} + i \mathfrak{y}$ durch die Affintransformation

$$\mathfrak{x} = \frac{\varrho_0 \sqrt{K_0}}{\varrho_r w_0} x , \qquad \mathfrak{y} = \frac{1}{w_0} \cdot y \tag{3,49}$$

ein. Dann lassen sich die Abbildungsgleichungen (3,44) für hinreichend kleine $|Z|$ in der einfachen Form

$$d\mathfrak{z} \approx i\, d \left(\frac{1}{Z} \right) \tag{3,50}$$

schreiben. Da dem Punkt $W = 0$ der unendliche ferne Punkt der xy-Ebene entspricht, ist dem Punkt $Z = 0$ der Bildpunkt $\mathfrak{z} = \infty$ zugeordnet.

Aus (3,50) folgt damit

$$\mathfrak{z} \approx \frac{i}{Z}, \tag{3,51}$$

oder wegen (3,49)

$$\frac{x}{\frac{\varrho_r}{\varrho_0} w_0 \sqrt{K_0}} + i \frac{y}{w_0} \approx \frac{i}{Z}; \tag{3,52}$$

d. h., die Kreisscheibe $|Z| \leqq \varepsilon$ wird auf den Außenbereich der Ellipse

$$\left(\frac{\varrho_0 \varepsilon}{\varrho_r w_0 \sqrt{K_0}}\right)^2 x^2 + \left(\frac{\varepsilon}{w_0}\right)^2 y^2 = 1 \tag{3,53}$$

umkehrbar eindeutig abgebildet.

Um die Teilabbildung einer Umgebung des Punktes $(\omega_0, 0)$ auf eine Umgebung des Punktes $Z = 0$ zu ermitteln, führen wir zunächst die Hilfsveränderliche

$$\mathfrak{q} = \omega e^{-i \frac{\vartheta}{\sqrt{K_0}}} - \omega_0 \tag{3,54}$$

ein. Damit kann (3,35) in der Form

$$\mathfrak{q} \approx \frac{\omega_0}{2} Z^2 \tag{3,55}$$

geschrieben werden. Setzen wir nunmehr

$$q = \omega e^{-i\vartheta} - \omega_0 \tag{3,56}$$

und beachten, daß wegen (3,35) mit $|Z| = W \to 0$ auch $\vartheta \to 0$ strebt, und daß ferner bei festem K_0 aus $0 < K_0 < 1$ für hinreichend kleine $|\vartheta|$

$$q \approx \mathfrak{q} \tag{3,57}$$

gilt. Aus (3,55) folgt damit

$$q \approx \frac{\omega_0}{2} Z^2; \tag{3,58}$$

d.h., die Kreisscheibe $|Z| \leqq \varepsilon$ wird auf ein zweiblättriges RIEMANNsches Flächenstück $\bar{D}$ über der q-Ebene abgebildet, das in jedem Blatt von der Kreislinie $|q| = \frac{\omega_0}{2} \varepsilon^2$ berandet wird. Der Ursprung $q = 0$, d. h. der Punkt $(\omega_0, 0)$ in der $\omega\vartheta$-Ebene, ist also ein Verzweigungspunkt erster Ordnung. Auf Grund der Gleichungen (3,52) und (3,58) entspricht dem Gebiet $\bar{D}$ das schlichte Außengebiet der Ellipse (3,53) in der xy-Ebene, womit die Eigenschaft 3 bewiesen ist.

Es läßt sich durch analoge Rechnungen zeigen, daß die Stromfunktion $\Psi(\omega, \vartheta)$ diese drei Eigenschaften ebenfalls besitzt, wenn sich die in (3,1) eingeführte Zusatzfunktion $\chi(\omega, \vartheta)$ nach Transformation auf die Variablen W, Θ für kleine W in der Form

$$\chi(W, \Theta) \approx \operatorname{Im}\left(\alpha \frac{e^{-im\Theta}}{W^m} + \beta\right) \tag{3,59}$$

mit i. allg. komplexen Konstanten α, β und $m < 1$ darstellen läßt. Bei den üblichen Profilströmungen ist meistens $m < 0$. Strömungen, die zur Anströmrichtung symmetrisch verlaufen, sind auf Grund von (3,23), (3,28) und (3,33) nur möglich, wenn die Stromfunktion $\Psi(W, \Theta)$ der Symmetriebedingung

$$\Psi\left(W, \frac{\pi}{2} + \Theta\right) = -\Psi\left(W, \frac{\pi}{2} - \Theta\right) \tag{3,60}$$

genügt. Da $\hat{\Psi}(W, \Theta)$ diese Bedingung erfüllt, ist dann

$$\chi\left(W, \frac{\pi}{2} + \Theta\right) = -\chi\left(W, \frac{\pi}{2} - \Theta\right) \tag{3,61}$$

zu fordern. Soll die Profilkontur $\Psi(\omega, \vartheta) = 0$ Staupunkte enthalten, die durch $\omega = 0$, $\vartheta = \vartheta_r$ mit $|\vartheta_r| \leqq \frac{\pi}{2}$ charakterisiert sind, so müssen bekanntlich noch die Relationen

$$\begin{gathered} \Psi(0, \vartheta_r) = 0\,, \\ \Psi_\omega(0, \vartheta_r) = 0\,, \quad \Psi_\vartheta(0, \vartheta_r) = 0 \end{gathered} \tag{3,62}$$

bestehen.

Um eine Stromfunktion $\Psi(\omega, \vartheta)$ in der Gestalt (3,1) zu ermitteln, die den Bedingungen (3,59) bis (3,62) genügt, kann man z. B. Partikulärlösungen

$$I_\nu\left(\nu \frac{\omega}{a^*}\right) \sin \nu \vartheta \tag{3,63}$$

der Differentialgleichung (1,14a) superponieren, die der Symmetriebedingung (3,61) genügen.

Eine weitere Partikulärlösung dieser Art erhält man mit Hilfe der komplexen durch Gleichung (3,20) definierten Funktion $\Omega(\omega, \vartheta)$. Man bestätigt zunächst durch Einsetzen, daß $\Omega(\omega, \vartheta)$ selbst der Differentialgleichung (1,14a) für die Stromfunktion genügt. Auf Grund von (3,20) ergibt sich aber dann, daß auch die Funktion $\frac{\omega}{a^*}$ sin Ω

eine Lösung von (1,14a) darstellt. Setzen wir

$$\chi^{(1)}(\omega, \vartheta) = \operatorname{Im}\left(i\, c \frac{\omega}{a^*} \sin \Omega\right) \tag{3,64}$$

mit reellem c[1]), so ergibt sich mit Hilfe von (3,22) und (3,23) zunächst

$$\chi^{(1)}(\mu, \nu) = c\,(\nu + \log g) \operatorname{tg} \mu \,\mathfrak{Ctg}\, \nu\,. \tag{3,65}$$

Nach Einführung der Veränderlichen W, Θ gemäß (3,28) und (3,33) zeigt die für kleine W gültige asymptotische Beziehung

$$\chi^{(1)}(W, \Theta) \approx c\, W \cos \Theta\,, \tag{3,66}$$

daß die Regularitätsforderung (3,59) erfüllt ist. Außerdem liegt Symmetrie nach (3,61) vor, und für die Stromfunktion $\Psi = \hat{\Psi} + \chi^{(1)}$ lassen sich die Staupunktrelationen (3,62) für $\vartheta_r = \frac{\pi}{2}$ durch geeignete Verfügung über c nachweisen.

Da die Veränderliche ϑ in der Stromfunktionsgleichung (1,14a) nicht explizit auftritt, erhält man ausgehend von $\chi^{(1)}(\omega, \vartheta)$ rekursiv weitere reguläre Lösungen in der Gestalt

$$\chi^{(\nu+1)}(\omega, \vartheta) = \int_0^{\vartheta} \chi^{(\nu)}(\omega, \vartheta)\, d\vartheta + G(\omega)\,, \tag{3,67}$$

wobei $G(\omega)$ der linearen Differentialgleichung

$$\omega^2 G'' + \omega G' + \left(1 - \frac{\omega^2}{a^*}\right) \chi_{\vartheta}^{(\nu)}(\omega, 0) = 0 \tag{3,68}$$

zu genügen hat. Durch Integration ergibt sich

$$G(\omega) = G_0 \log \omega + G_1 - \int_0^{\omega} \frac{d\omega'}{\omega'} \int_0^{\omega'} \frac{1 - \left(\frac{\omega}{a^*}\right)^2}{\omega} \chi_{\vartheta}^{(\nu)}(\omega, 0)\, d\omega \tag{3,69}$$

mit beliebigen Konstanten G_0 und G_1. Wir gehen hier nicht näher darauf ein, da bereits die Linearkombination der Funktionen (3,21), (3,63) und (3,64) ausreicht, um symmetrische Profilströmungen zu berechnen. Dabei bleibt aber noch zu klären, unter welchen Voraussetzungen die Profilkonturen C in der xy-Ebene geschlossene Kurven bilden. Wie wir im nächsten Abschnitt zeigen werden, ist eine derartige „Schließungsbedingung" erfüllt, wenn der Stromfunktion $\Psi(\omega, \vartheta)$ gewisse Einschränkungen auferlegt werden.

[1]) Die Lösung (3,64) entspricht der regulären Lösung von S. Tomotika — K. Tamada [10].

4. *Die Schließungsbedingung*

Um die Schließungsbedingung für symmetrische Profilströmungen zu formulieren, ist es zweckmäßig, in der $\omega\vartheta$-Ebene eine gewisse Klasse von Stromfunktionen als „zulässig" hervorzuheben. Eine Stromfunktion $\Psi(\omega, \vartheta)$ in der Gestalt (3,1) soll zulässig heißen, wenn

1. der singuläre Bestandteil $\hat{\Psi}(\omega, \vartheta)$ durch Gleichung (3,21) gegeben ist;
2. der reguläre Bestandteil so beschaffen ist, daß die Bedingungen (3,59), (3,61) und (3,62) erfüllt sind;
3. die Gleichung $\Psi(\omega, \vartheta) = 0$ — abgesehen von dem Geradenstück $0 < \omega \leqq \omega_0$, $\vartheta = 0$ — eine beschränkte, doppelpunktfreie Kurve $\overline{C}$ auf dem zweiblättrigen RIEMANNschen Flächenstück über der $\omega\vartheta$-Ebene liefert, die eine Vollumgebung des Verzweigungspunktes $\omega = \omega_0 > 0$, $\vartheta = 0$ im Innern enthält.

Damit behaupten wir die folgende Schließungsbedingung:

Eine zulässige Stromfunktion $\Psi(\omega, \vartheta)$ ergibt eine geschlossene symmetrische Profilkontur C mit mindestens einem Staupunkt in der schlichten xy-Ebene als Urbild der Kurve $\overline{C}$ in der doppelt überdeckten $\omega\vartheta$-Ebene.

Dieser Satz läßt sich einfacher als bei S. NOCILLA [11] beweisen. Auf Grund der Symmetrie gemäß der Gleichungen (3,60) und (3,61) braucht man dazu nur einen Kurvenzweig der Kurve $\overline{C}$ mit dem Anfangspunkt $\overline{O}$ $(\omega = 0)$ und dem Endpunkt $\overline{T}(\omega, \vartheta)$ mit $0 \leqq \omega < \omega_0$, $\vartheta = 0$ für $\omega \neq 0$ in einem Blatt des RIEMANNschen Flächenstücks über der $\omega\vartheta$-Ebene zu betrachten. Da die Bedingungen (3,62) erfüllt sind, geht $\overline{C}$ auch durch den Punkt $\overline{O}$. Wir wählen den Zweig, der der Oberseite der Profilkontur C entspricht (vgl. Abb. 2). Dem Anfangspunkt $\overline{O}$ der $\omega\vartheta$-Ebene möge der Ursprung O der xy-Ebene als Staupunkt zugeordnet sein, was sich durch geeignete Verfügung über die Integrationskonstanten in den Abbildungsgleichungen (1,26) stets erreichen läßt. Die Schließungsbedingung ist bewiesen, wenn im Endpunkt T, der dem Punkt $\overline{T}$ der $\omega\vartheta$-Ebene entspricht, die x-Koordinate endlich bleibt und die y-Koordinate verschwindet. Um die Koordinaten von T zu ermitteln, könnte man versuchen, die Abbildungsgleichungen von $\overline{O}$ aus längs $\overline{C}$ bis zum Punkt $\overline{T}$ unter Verwendung einer zulässigen Stromfunktion zu integrieren. Da aber die zulässigen Stromfunktionen längs einer Kurve $\overline{C}$ im allgemeinen keine einheitliche Strukturaussage — etwa in der Form einer asymptotischen Darstellung — gestatten, ersetzen wir zweckmäßig für die Integration von $\bar{O}$ nach $\bar{T}$ die Kurve $\bar{C}$ durch die Kurve $\bar{O}\bar{Q}\bar{R}\bar{T}$ (vgl. Abb. 2), die im Gültigkeitsbereich des Differentialgleichungssystems (1,12) liegt, wo bekanntlich die Integration der Gleichungen

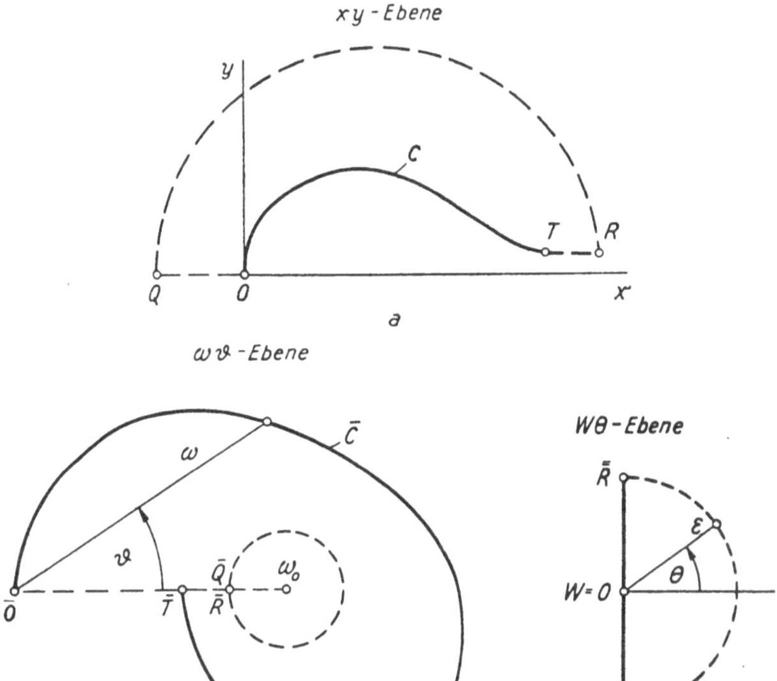

Abb. 2. Die Integrationswege in der $\omega\vartheta$- und $W\Theta$-Ebene für die Schließungsbedingung in der xy-Ebene

(1,26) vom Wege unabhängig ist. Zunächst sei bemerkt, daß das Geradenstück $\bar{O}\bar{Q}$, auf dem $\Psi(\omega, \vartheta) = 0$ und $\vartheta = 0$ gilt, in das Geradenstück OQ der x-Achse übergeht. Dem Geradenstück $\bar{T}\bar{R}$ dagegen entspricht eine Strecke TR, die entweder mit der x-Achse parallel läuft oder mit ihr zusammenfällt. Um zu zeigen, daß nur das letztere zutrifft, legen wir das gekrümmte Kurvenstück $\bar{Q}\bar{R}$ um den Punkt

$\omega = \omega_0$, $\vartheta = 0$ so fest, daß die Abbildung auf die $W\Theta$-Ebene mit Hilfe der Gleichungen (3,23), (3,28) und (3,33) den Halbkreis $W = \varepsilon$, $-\frac{\pi}{2} \leqq \Theta \leqq \frac{\pi}{2}$ um den Punkt $W = 0$ mit hinreichend kleinem ε liefert. Die Punkte $(\omega_0, 0)$; $\overline{Q}$, $\overline{R}$ der $\omega\vartheta$-Ebene entsprechen dabei den Punkten $W = 0$; $\overline{\overline{Q}}$, $\overline{\overline{R}}$ der $W\Theta$-Ebene. Da auf Grund von (3,41) und (3,59) die asymptotischen Beziehungen für kleine W

$$\Psi_W \approx \hat{\Psi}_W , \qquad \Psi_\Theta \approx \hat{\Psi}_\Theta \tag{4,1}$$

bestehen, läßt sich eine hinreichend kleine Umgebung des Punktes $W = 0$ mit Hilfe von (3,44) auf eine gewisse Umgebung des unendlich fernen Punktes der xy-Ebene abbilden. Durch Integration von (3,44) längs des oben angegebenen Halbkreises erhält man

$$x_R - x_Q = \frac{1}{\varepsilon\, w_0} \int\limits_{-\frac{\pi}{2}}^{\frac{\pi}{2}} \cos\Theta\, d\Theta\,, \quad y_R = \frac{\varrho_r}{\varrho_0\, \varepsilon\, w_0 \sqrt{K_0}} \int\limits_{-\frac{\pi}{2}}^{\frac{\pi}{2}} \sin\Theta\, d\Theta\,;$$

d. h.

$$x_R - x_Q = \frac{2}{\varepsilon w_0}\,, \quad y_R = 0\,. \tag{4,2}$$

Dem Punkt $\overline{\overline{R}}$ in der $W\Theta$-Ebene und damit auch dem Bildpunkt $\overline{R}$ in der $\omega\vartheta$-Ebene entspricht also in der xy-Ebene ein Punkt auf der Geraden $y = 0$. Damit fällt die Strecke TR als Bild von $\overline{T}\overline{R}$ mit der x-Achse zusammen. Weil $\omega < \omega_0$ für $\overline{T}$ gilt, bleibt der zugehörige Bildpunkt T gewiß endlich, so daß die Schließungsbedingung bewiesen ist.

Bemerkt sei noch, daß die von S. NOCILLA [11] angegebene Schließungsbedingung für symmetrische Stromfunktionen nach S. TOMOTIKA — K. TAMADA [10] nur ausnahmslos gültig ist, wenn seine Klasse von Stromfunktionen weiter eingeschränkt wird.

5. *Eine asymptotische Beziehung zwischen der Stromfunktionsgleichung (1,14a) und der* TRICOMI*-Gleichung*

Zahlreiche Untersuchungen über schallnahe Strömungen sind mit Hilfe der TRICOMI-Gleichung

$$\Psi^T_{\sigma\sigma} + \sigma\, \Psi^T_{\vartheta\vartheta} = 0 \tag{5,1}$$

für die Stromfunktion $\Psi^T(\sigma, \vartheta)$ durchgeführt worden, wobei die Funktion $\sigma(w)$ den Bedingungen

$$\sigma(w) \begin{cases} = 0 & \text{für} \quad w = a^* \\ \gtrless 0 & \text{für} \quad w \lessgtr a^* \end{cases} \tag{5,2}$$

genügt. Wie wir nunmehr zeigen wollen, geht die Gleichung (1,14a) der Stromfunktion $\Psi(\omega, \vartheta)$ für $\omega \to a^*$ asymptotisch ebenfalls in die Gleichung (5,1) über. Zu dem Zweck braucht man in (1,14a) nur die Transformation

$$\sigma(\omega) = \sqrt[3]{-2} \ln \frac{\omega}{a^*} \tag{5,3}$$

vorzunehmen. Man erhält zunächst

$$\sqrt[3]{-2}^{\,2}\, \Psi_{\sigma\sigma} + \left\{1 - \exp \frac{2\sigma}{\sqrt[3]{-2}}\right\} \Psi_{\vartheta\vartheta} = 0 \tag{5,4}$$

und daraus wegen

$$\exp \frac{2\sigma}{\sqrt[3]{-2}} \approx 1 + \frac{2\sigma}{\sqrt[3]{-2}} \tag{5,5}$$

für kleine $|\sigma|$ die Gleichung (5,1). Einer TSCHAPLYGINschen Partikulärlösung

$$\Psi(\omega, \vartheta; \nu) = I_\nu\left(\nu \frac{\omega}{a^*}\right) e^{-i\nu\vartheta} \tag{5,6}$$

der Gleichung (1,14a) entspricht die Lösung

$$\Psi^T(\sigma, \vartheta; \nu) = f_\nu^T(\sigma)\, e^{-i\nu\vartheta} \tag{5,7}$$

mit

$$f_\nu^T(\sigma) = \begin{cases} \sqrt{|\sigma|}\left\{- c_{\nu 1}\, e^{-i\frac{\pi}{6}} I_{\frac{1}{3}}\left(\frac{2}{3} i\nu |\sigma|^{\frac{3}{2}}\right) \right. \\ \qquad \left. + c_{\nu 2}\, e^{i\frac{\pi}{6}} I_{-\frac{1}{3}}\left(\frac{2}{3} i\nu |\sigma|^{\frac{3}{2}}\right)\right\} \text{ für } \sigma < 0, \\ \sqrt{\sigma}\left\{c_{\nu 1} I_{\frac{1}{3}}\left(\frac{2}{3} \nu \sigma^{\frac{3}{2}}\right) \right. \\ \qquad \left. + c_{\nu 2} I_{-\frac{1}{3}}\left(\frac{2}{3} \nu \sigma^{\frac{3}{2}}\right)\right\} \text{ für } \sigma > 0 . \end{cases} \tag{5,8}$$

Dabei können die Konstanten $c_{\nu 1}$ und $c_{\nu 2}$ geeignet festgelegt werden, etwa durch die Forderung

$$\left.\begin{aligned} \Psi^T(0, \vartheta; \nu) &= \Psi(a^*, \vartheta; \nu) , \\ \Psi_\sigma^T(0, \vartheta; \nu)\, \sigma'(a^*) &= \Psi_\omega(a^*, \vartheta; \nu) . \end{aligned}\right\} \tag{5,9}$$

Damit ist gezeigt, daß sich die TSCHAPLYGINschen Partikulärlösungen der Stromfunktionsgleichung (1,14a) asymptotisch auf die entsprechenden Lösungen der TRICOMI-Gleichung übertragen lassen. Dagegen wird die Frage nach der Übertragung der sogenannten DARBOUXschen Lösungen nicht erörtert.

6. Numerisches Beispiel

Da die Approximation der Zustandsfunktionen $\frac{\varrho}{\varrho^*}(q)$ und $\frac{p}{p^*}(q)$ mit Hilfe des Anfangswertproblems (2,6), (2,8) von der Anström-MACH-Zahl $\frac{w_0}{a^*}$ unabhängig ist, braucht man dieses im Gegensatz zu ähnlichen Näherungen im Unterschall nur einmal zu lösen. Das Ergebnis kann — falls die Güte der Approximation ausreicht — allen betrachteten schallnahen Strömungen zugrunde gelegt werden. Zu dem Zweck wurde für $\varkappa = 1{,}405$ nach Gleichung (1,18) zunächst

$$\frac{\varrho_r}{\varrho^*} = 0{,}6342 \tag{6,1}$$

berechnet und dann die numerische Integration der Differentialgleichung (2,6) unter den Anfangsbedingungen (2,8) mit Hilfe des RUNGE-KUTTA-Verfahrens ausgeführt. Diese Lösung für $\frac{\varrho}{\varrho^*}(q)$ ist in Abb. 3 zusammen mit der Vergleichsfunktion (1,18), die der POISSONschen Adiabate entspricht, eingetragen worden. Setzt man die so erhaltenen Funktionen $\frac{\varrho}{\varrho^*}(q)$ in (2,9) ein und integriert unter Berücksichtigung von (2,11), so ergeben sich die zugehörigen Funktionen $\frac{p}{p^*}(q)$ (vgl. Abb. 4). Die entsprechenden Druck-Dichte-Beziehungen $\frac{p}{p^*}\left(\frac{\varrho^*}{\varrho}\right)$ zeigt Abb. 5. Außerdem wurden in Abb. 6 die Stromdichtekurven $\frac{\varrho w}{\varrho^* a^*}\left(\frac{w}{a^*}\right)$ dargestellt, die in einer hinreichend kleinen Umgebung des Staupunktes $\frac{w}{a^*} = 0$ gut übereinstimmen. Daher haben die Abweichungen der beiden Kurven $\frac{\varrho}{\varrho^*}(q)$ in Abb. 3 in Staupunktsnähe keine nennenswerte physikalische Bedeutung. Überdies sei darauf hingewiesen, daß die berechneten Profilströmungen dort

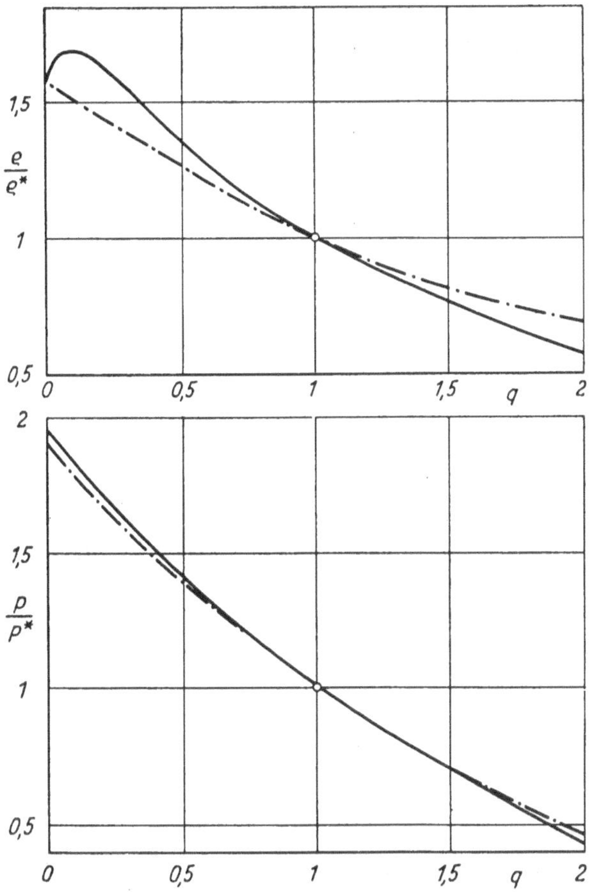

Abb. 3 u. 4. Verlauf der Dichte $\frac{\varrho}{\varrho^*}$ und des Druckes $\frac{p}{p^*}$ aufgetragen über dem Geschwindigkeitsbetrag $q = \frac{w}{a^*}$ (ausgezogene Kurve) entsprechend der Approximation der Poisson-Adiabate (strich-punktierte Kurve)

Hodographenbilder besitzen, die von denjenigen einer inkompressiblen Strömung praktisch nicht mehr abweichen.

Die Hodographenvariable $\frac{\omega}{a^*}(q)$, die sich mit Hilfe der Lösung

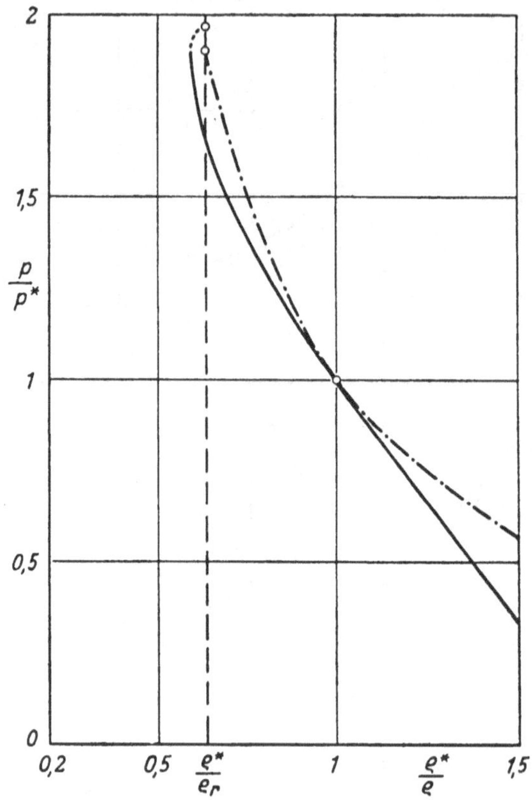

Abb. 5. Verlauf des Druckes $\frac{p}{p^*}$ aufgetragen über der reziproken Dichte $\frac{\varrho^*}{\varrho}$ (ausgezogene Kurve) entsprechend der Approximation der POISSON-Adiabate (strich-punktierte Kurve)

$\frac{\varrho}{\varrho^*}(q)$ aus (2,4) ergibt, zeigt Abb. 7. Als Vergleichskurve ist die Funktion $\frac{\omega}{a^*}(q)$ mit eingetragen worden, bei der die Dichtefunktion (1,18), die der POISSON-Adiabate entspricht, benutzt wurde.[1])

[1]) Die Zahlenwerte der Abbildungen 3, 4, 5 sind von Herrn J. KRÖTENHEERDT am Relais-Automaten „Oprema“ des VEB Carl Zeiss in Jena berechnet worden. Alle übrigen numerischen Rechnungen der vorliegenden Arbeit hat Herr H. TOELLE an der Tischrechenmaschine ausgeführt. Beiden Herren möchte ich auch an dieser Stelle für ihre Bemühungen herzlich danken.

Zur Berechnung einer symmetrischen Profilströmung auf Grund des Ansatzes (3,1) ist der singuläre Bestandteil $\hat{\Psi}(\omega, \vartheta)$ durch (3,21) festgelegt. Den regulären Bestandteil $\chi(\omega, \vartheta)$ wählen wir zunächst in der Gestalt (3,64) und erhalten

$$\Psi(\omega, \vartheta) = \operatorname{Im}\left(\frac{1}{1 - \frac{\omega}{a^*}\cos\Omega} + i\,c\,\frac{\omega}{a^*}\sin\Omega\right). \qquad (6,2)$$

Die Konstante c ist dabei so zu bestimmen, daß die Staupunktsbedingungen (3,62) erfüllt sind. Zu dem Zweck betrachten wir die bekannten KAPTEYNschen Reihen (vgl. dazu G. N. WATSON [16], S. 551 ff.)

$$\begin{aligned} \frac{1}{1 - \frac{\omega}{a^*}\cos\Omega} &= 1 + 2\sum_{\nu=1}^{\infty} I_\nu\left(\nu\,\frac{\omega}{a^*}\right)\cos\nu\,(i\log g + \vartheta)\,, \\ \frac{\omega}{a^*}\sin\Omega &= 2\sum_{\nu=1}^{\infty}\frac{1}{\nu}\,I_\nu\left(\nu\,\frac{\omega}{a^*}\right)\sin\nu\,(i\log g + \vartheta)\,, \end{aligned} \qquad (6,3)$$

deren Real- und Imaginärteile sowohl für hinreichend kleine Werte

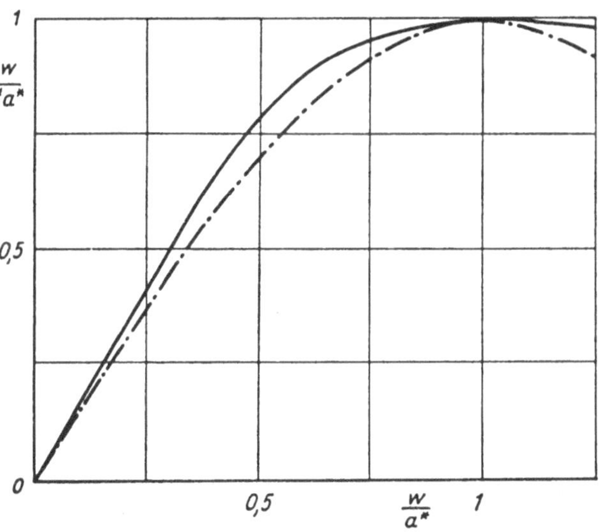

Abb. 6. Stromdichte $\frac{\varrho W}{\varrho^* a^*}$ aufgetragen über $\frac{w}{a^*}$. Die strich-punktierte Kurve entspricht der POISSON-Adiabate, die ausgezogene Kurve der Approximation

3*

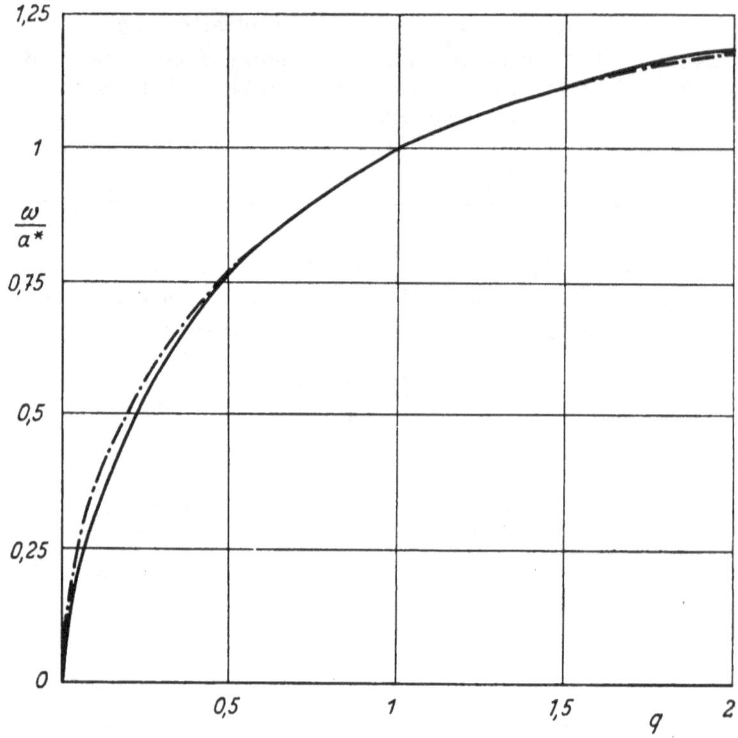

Abb. 7. Verlauf der Funktion $\frac{\omega}{a^*}(q)$ für die POISSON-Adiabate (strichpunktierte Kurve) und deren Approximation (ausgezogene Kurve)

von $\frac{\omega}{a^*}$ als auch für $|\vartheta| \leqq \frac{\pi}{2}$ gleichmäßig konvergieren, wenn die durch (3,9) erklärte Funktion $g\left(\frac{\omega_0}{a^*}\right)$ der Ungleichung

$$g\left(\frac{\omega_0}{a^*}\right) > 1 \tag{6,4}$$

genügt. Wie Abb. 8 zeigt, ist diese Ungleichung im Gebiet $0 \leqq \frac{\omega_0}{a^*} < 1$ erfüllt.

Mit Hilfe von (6,3) kann nunmehr die Stromfunktion (6,2) in einer Umgebung des Ursprungs der $\omega\vartheta$-Ebene durch

$$\Psi(\omega, \vartheta) = \sum_{\nu=1}^{\infty} \left\{g^{-\nu} - g^{\nu} + \frac{c}{\nu}(g^{-\nu} + g^{\nu})\right\} I_\nu\left(\nu \frac{\omega}{a^*}\right) \sin \nu\,\vartheta \tag{6,5}$$

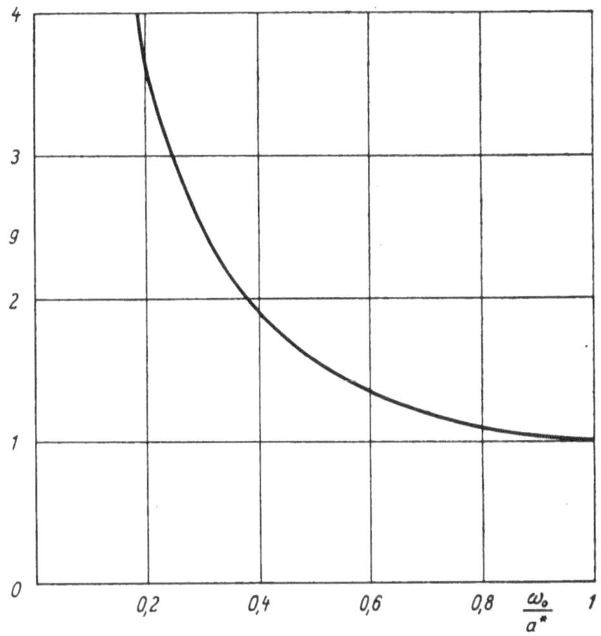

Abb. 8. Verlauf der Funktion $g\left(\frac{\omega_0}{a^*}\right)$ gemäß Gleichung (3,9)

dargestellt werden. Aus (6,5) folgen dann unmittelbar die Beziehungen

$$\Psi(0, \vartheta_r) = 0\,, \qquad \Psi_\vartheta(0, \vartheta_r) = 0$$

und

$$\Psi_\omega(0, \vartheta_r) = \left\{\frac{1}{g} - g + c\left(\frac{1}{g} + g\right)\right\} \frac{\sin \vartheta_r}{2\, a^*}\,. \tag{6,6}$$

Die dritte Staupunktsbedingung $\Psi_\omega(0, \vartheta_r) = 0$ ist aber im Fall $\vartheta_r \neq 0$ nur für

$$c = \frac{g - \dfrac{1}{g}}{g + \dfrac{1}{g}} \tag{6,7}$$

erfüllt.

Um die Stromlinien $\bar{S}$ in der $\omega\vartheta$-Ebene zu ermitteln, schreiben wir die Stromfunktion (6,2) mit Hilfe (3,27) und (3,65) in der reellen

Form

$$\Psi(\mu, \nu) = (\nu + \log g)\,\mathrm{tg}\,\mu \cdot \left(\frac{-1}{\{1-(\nu+\log g)\mathfrak{Ctg}\,\nu\}^2 + (\nu + \log g)^2 \mathrm{tg}^2\,\mu} + c\,\mathfrak{Ctg}\,\nu\right) \tag{6,8}$$

und führen anschließend die Rückabbildung von der $\mu\nu$-Ebene in die $\omega\vartheta$-Ebene mit Hilfe der Gleichungen (3,23) durch. Betrachten wir zunächst die Stromlinie mit der Kurvengleichung

$$\Psi(\mu, \nu) = 0\,. \tag{6,9}$$

Offenbar entspricht dem Geradenstück

$$\mu = 0\,, \quad \nu_0 \leqq \nu \leqq -\log g \tag{6,10}$$

dieser Stromlinie die Strecke

$$0 \leqq \omega \leqq \omega_0\,, \quad \vartheta = 0 \tag{6,11}$$

in der $\omega\vartheta$-Ebene. Für die Bildkurve der Profilkontur ergibt sich auf Grund von (6,9) in der $\mu\nu$-Ebene die Gleichung

$$\mathrm{tg}^2\,\mu = \left(\frac{1}{c}\,\mathfrak{Tg}\,\nu - \{1-(\nu+\log g)\,\mathfrak{Ctg}\,\nu\}^2\right)(\nu + \log g)^{-2}\,, \tag{6,12}$$

während die übrigen Stromlinien mit der Kurvengleichung

$$\Psi(\mu, \nu) = \lambda \qquad (\lambda = \mathrm{const}) \tag{6,13}$$

ebenso einfach durch

$$\begin{aligned} -c\,(\nu+\log g)^2\,\mathfrak{Ctg}\,\nu\,\mathrm{tg}^3\,\mu + \lambda\,(\nu+\log g)\,\mathrm{tg}^2\,\mu \\ + (1 - c\,\mathfrak{Ctg}\,\nu\,\{1-(\nu+\log g)\,\mathfrak{Ctg}\,\nu\}^2)\,\mathrm{tg}\,\mu \\ + \frac{\lambda}{\nu+\log g}\,\{1-(\nu+\log g)\,\mathfrak{Ctg}\,\nu\}^2 = 0 \end{aligned} \tag{6,14}$$

dargestellt werden.

Zur Rückübertragung der Stromlinien in die xy-Ebene berechnet man vorteilhaft das zur Stromfunktion (6,2) gehörige Potential $\Phi(\omega, \vartheta)$ mit Hilfe des Gleichungssystems (1,12) zunächst in der komplexen Form

$$\Phi(\omega, \vartheta) = -\frac{\omega}{a^*}\,\mathrm{Im}\left\{\frac{\sin\Omega}{1-\dfrac{\omega}{a^*}\cos\Omega} - i\,c\left(\frac{1}{2}\,\frac{\omega}{a^*} + \cos\Omega\right)\right\}, \tag{6,15}$$

wobei die Integrationskonstante ohne Beschränkung der Allgemeinheit gleich Null gesetzt wurde. Die reelle Form von $\Phi(\omega, \vartheta)$ für die numerische Rechnung lautet dann

$$\Phi(\mu, \nu) = -\frac{\omega}{a^*}\left[\frac{\mathfrak{Sin}\,\nu\left(\cos\mu - \frac{(\nu + \log g)\,\mathfrak{Ctg}\,\nu}{\cos\mu}\right)}{\{1 - (\nu + \log g)\,\mathfrak{Ctg}\,\nu\}^2 + (\nu + \log g)^2\,\mathrm{tg}^2\,\mu}\right.$$
$$\left. - c\left(\frac{\nu + \log g}{2\cos\mu\,\mathfrak{Sin}\,\nu} + \cos\mu\,\mathfrak{Cos}\,\nu\right)\right] \tag{6,16}$$

und die Stromlinien in der xy-Ebene können mit den aus den Abbildungsgleichungen (1,24) folgenden Beziehungen

$$x = \int_0^{\Phi}\left[\frac{\cos\vartheta}{w(\omega)}\right]_{\Psi = \mathrm{const}} d\Phi\,, \quad y = \int_0^{\Phi}\left[\frac{\sin\vartheta}{w(\omega)}\right]_{\Psi = \mathrm{const}} d\Phi \tag{6,17}$$

ermittelt werden. Die Funktionswerte für $w(\omega)$ sind dabei der Abb. 7 zu entnehmen.

Für die numerische Rechnung wurde zunächst die Anström-MACH-Zahl

$$\frac{w_0}{a^*} = 0{,}426 \tag{6,18}$$

gewählt, womit sich die Werte

$$\frac{\omega_0}{a^*} = 0{,}476\,, \qquad g = 1{,}639\,, \qquad c = 0{,}458 \tag{6,19}$$

ergaben. In Abb. 9 sind die Stromlinien $\Psi(\mu, \nu) = 0;\ 0{,}1;\ 0{,}2;\ 2{,}5$ zusammen mit der Bildkurve der Schallinie $w = a^*$ für denjenigen Teil des Strömungsgebietes, der zur Oberseite des Profils gehört, eingetragen; das Strömungsgebiet für die Unterseite liegt symmetrisch zur Achse $\mu = 0$. Die Abb. 10 zeigt die entsprechenden Linien in der $\omega\vartheta$-Ebene wieder für die Oberseite. Die Unterseite wäre auf ein zweites Blatt der doppelt überdeckten $\omega\vartheta$-Ebene mit dem Verzweigungspunkt $\omega = \omega_0$, $\vartheta = 0$ abzubilden. Schließlich veranschaulicht Abb. 11 die Profilkontur C: $\Psi(x, y) = 0$ und die Stromlinien $\Psi(x, y) = 0{,}1;\ 0{,}2$, wobei die Koordinaten x, y auf die Profiltiefe t bezogen wurden. Der Geschwindigkeitsvektor bleibt sowohl beim Durchgang durch die Schallinie (strich-punktierte Kurve) als auch im überkritischen Bereich stetig. Wie die Gleichungen (6,2) und (6,17) zeigen, hängt die Gestalt der Profilkontur von der Anström-MACH-

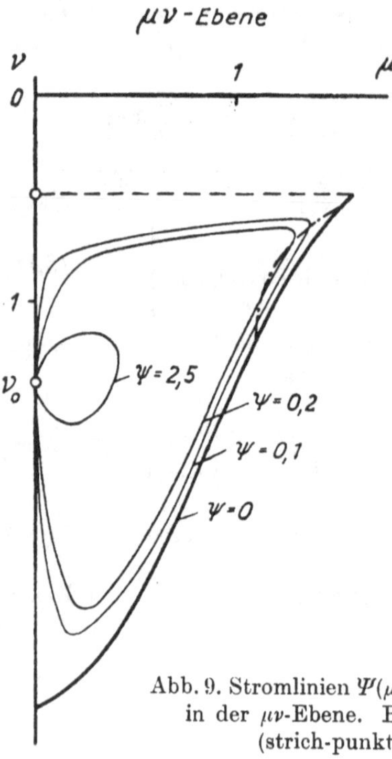

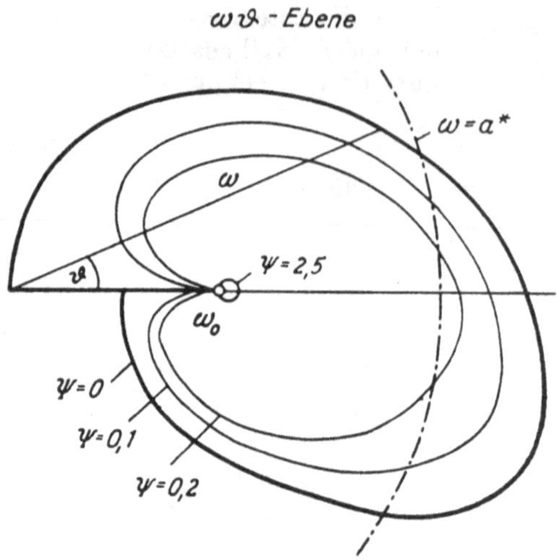

Abb. 10. Stromlinien $\Psi(\omega, \vartheta) = 0;\ 0{,}1;\ 0{,}2;\ 2{,}5$; in der $\omega\vartheta$-Ebene. Bild der Schallinie (strichpunktierte Kurve)

Abb. 9. Stromlinien $\Psi(\mu, \nu) = 0; 0{,}1;\ 0{,}2;\ 2{,}5$; in der $\mu\nu$-Ebene. Bild der Schallinie (strich-punktierte Kurve)

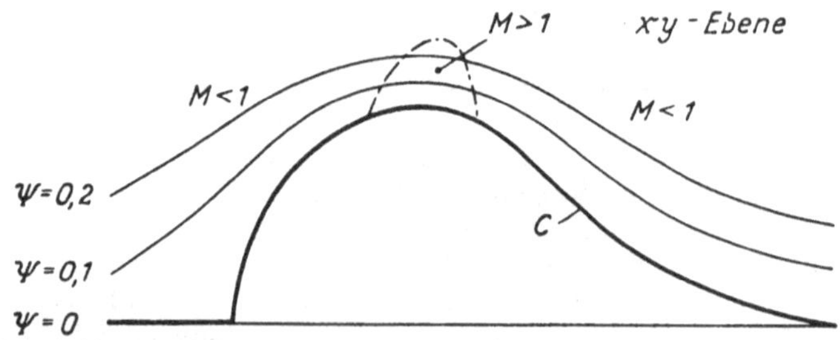

Abb. 11. Stromlinien $\Psi(x, y) = 0;\ 0{,}1;\ 0{,}2$ in der Strömungsebene. Schallinie (strich-punktierte Kurve). Anström-MACH-Zahl $\frac{w_0}{a^*} = 0{,}426$

Zahl $\frac{w_0}{a^*}$ ab. Insbesondere erhält man für $\frac{w_0}{a^*} = 0{,}381$ eine Profilkontur, bei der die Schallgeschwindigkeit nur in einem Punkt erreicht wird (vgl. Abb. 12). Steigert man $\frac{w_0}{a^*}$ bis zum Wert $\frac{w_0}{a^*} = 0{,}436$, so ergibt sich im Punkt P $(x = 0{,}4013\,t,\ y = 0{,}3379\,t)$ auf der zugehörigen Profilkontur C ein unendliches Geschwindigkeitsgefälle $\frac{dw}{dx}$ (vgl. Abb. 12). Da die Ableitungen Φ_ω und Φ_ϑ im Bildpunkt $\bar{P}$ $(\omega = 1{,}16\,a^*,\ \vartheta = 0{,}47)$ von P nicht verschwinden, gehört P einer TOLLMIENschen Grenzlinie an. Eine eingehende Behandlung dieser Singularitäten der Hodographentransformation erfolgt in den Abschnitten 9 bis 11. Zusammenfassend sei hier gesagt, daß die Stromfunktion (6,2) für jede Anström-MACH-Zahl $\frac{w_0}{a^*}$ aus dem Intervall $0{,}381 < \frac{w_0}{a^*} < 0{,}436$ ein mathematisches Modell einer Strömung um eine geschlossene Profilkontur $C\left(x, y; \frac{w_0}{a^*}\right)$ mit stetigem Schalldurchgang liefert. An der Profilkontur zeigt die Strömung für jede dieser Anström-MACH-Zahlen ein ähnliches Verhalten wie diejenige am symmetrischen SCHUKOWSKI-Profil; d. h., an der gekrümmten Vorderkante bildet sich ein Staupunkt, während an der spitzen Hinterkante glatter Abfluß mit endlichem Geschwindigkeitsbetrag erfolgt. Für $\frac{w_0}{a^*} > 0{,}436$ wird ein Streifen des Strömungsgebietes der xy-Ebene vom Hodographenbild der xy-Ebene mehrfach überdeckt. In diesem Streifen wird die Strömung ebenfalls durch die Stromfunktion (6,2) beschrieben, aber die Änderung des Geschwindigkeitsbetrages längs der Stromlinien ist beim Durchgang durch die Grenzlinie nicht mehr beschränkt.

7. Vergleich des Verfahrens von TOMOTIKA-TAMADA mit dem modifizierten Verfahren

In üblicher Weise wird auch dem Verfahren von S. TOMOTIKA und K. TAMADA [10] das TSCHAPLYGINsche Differentialgleichungssystem (1,9) für die Funktionen $\Phi(w, \vartheta)$ und $\Psi(w, \vartheta)$ zugrunde gelegt. Unwesentlich ist dabei, daß die Ruhedichte ϱ_r in (1,9) und (1,10) durch die kritische Dichte ϱ^* ersetzt wird. Das Strömungsgebiet der $w\vartheta$-Ebene wird aber nicht mit (1,11) auf die $\omega\vartheta$-Ebene, sondern mit Hilfe

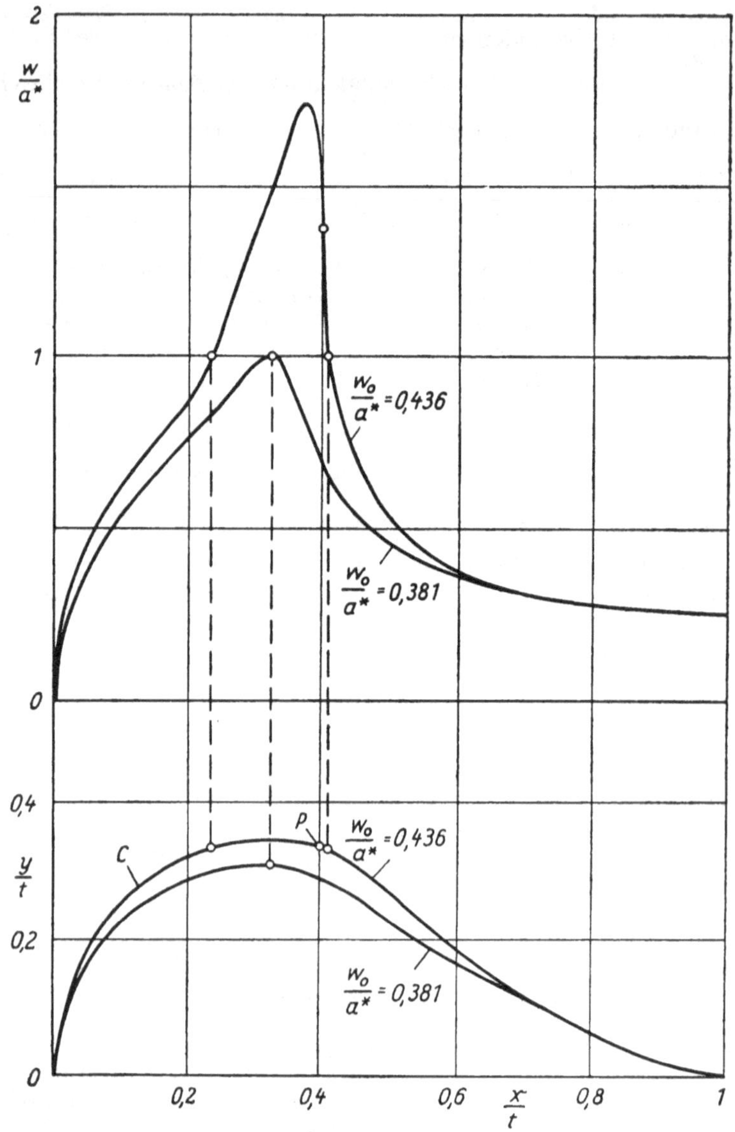

Abb. 12. Profilkonturen für $\frac{w_0}{a^*} = 0{,}381$ und $\frac{w_0}{a^*} = 0{,}436$ mit den zugehörigen Geschwindigkeitsverteilungen

der Beziehungen

$$\tilde{\omega}(w) = \exp\left\{\left(\frac{\varkappa+1}{2}\right)^{\frac{\varkappa+1}{\varkappa-1}} \int\limits_{a*}^{w} \frac{\varrho}{\varrho^*} \frac{dw}{w}\right\}, \; \tilde{\vartheta}(\vartheta) = \left(\frac{\varkappa+1}{2}\right)^{\frac{\varkappa+2}{\varkappa-1}} \vartheta \quad (7{,}1)$$

auf die $\tilde{\omega}\tilde{\vartheta}$-Ebene abgebildet. Das System (1,9) geht dabei über in

$$\Phi_{\tilde{\omega}} = -\left(\frac{\varkappa+1}{2}\right)^{\frac{1}{\varkappa-1}} \frac{\tilde{K}(\tilde{\omega})}{\tilde{\omega}} \Psi_{\tilde{\vartheta}}, \quad \Phi_{\tilde{\vartheta}} = \left(\frac{\varkappa+1}{2}\right)^{-\frac{1}{\varkappa-1}} \tilde{\omega}\, \Psi_{\tilde{\omega}}, \quad (7{,}2)$$

wobei analog zu (1,13)

$$\tilde{K}(\tilde{\omega}) = K(w) \quad (7{,}3)$$

gesetzt wird. Eliminiert man aus (7,2) das Potential $\Phi(\tilde{\omega}, \tilde{\vartheta})$ bzw. die Stromfunktion $\Psi(\tilde{\omega}, \tilde{\vartheta})$, so ergeben sich die beiden linearen Differentialgleichungen

$$\Psi_{\tilde{\omega}\tilde{\omega}} + \frac{1}{\tilde{\omega}} \Psi_{\tilde{\omega}} + \frac{\tilde{K}}{\tilde{\omega}^2}\left(\frac{\varkappa+1}{2}\right)^{\frac{2}{\varkappa-1}} \Psi_{\tilde{\vartheta}\tilde{\vartheta}} = 0\,, \quad (7{,}4\text{a})$$

$$\Phi_{\tilde{\omega}\tilde{\omega}} + \frac{\tilde{K}}{\tilde{\omega}}\left(\frac{\tilde{\omega}}{\tilde{K}}\right)' \Phi_{\tilde{\omega}} + \frac{\tilde{K}}{\tilde{\omega}^2}\left(\frac{\varkappa+1}{2}\right)^{\frac{2}{\varkappa-1}} \Phi_{\tilde{\vartheta}\tilde{\vartheta}} = 0\,. \quad (7{,}4\text{b})$$

Wählt man für $\tilde{K}(\tilde{\omega})$ den Ausdruck

$$\tilde{K}(\tilde{\omega}) = \left(\frac{\varkappa+1}{2}\right)^{-\frac{2}{\varkappa-1}} (1-\tilde{\omega}^2)\,, \quad (7{,}5)$$

so erhält man durch Produktansatz die Partikulärlösungen $\Psi(\tilde{\omega}, \tilde{\vartheta}; \nu)$ der Differentialgleichung für $\Psi(\tilde{\omega}, \tilde{\vartheta})$ in der Form

$$\Psi(\tilde{\omega}, \tilde{\vartheta}; \nu) = Z_\nu(\nu\tilde{\omega})\, e^{-i\nu\tilde{\vartheta}} \quad (7{,}6)$$

mit den Zylinderfunktionen

$$Z_\nu(\nu\tilde{\omega}) = \sigma_\nu N_\nu(\nu\tilde{\omega}) + \tau_\nu I_\nu(\nu\tilde{\omega})\,, \quad (7{,}7)$$

wobei σ_ν, τ_ν Konstante bedeuten.

Auf Grund der Beziehung (7,3) wird anschließend eine Funktion $\frac{\varrho}{\varrho^*}(\sqrt{q})$ festgelegt, und zwar ergibt sich unter Berücksichtigung von (7,5) und (1,10) nach Ersatz von ϱ_r durch ϱ^* zunächst die Gleichung

$$\left(\frac{\varrho^*}{\varrho}\right)^2 \left(1 - \frac{a^{*2}}{a^2} q\right) = \left(\frac{\varkappa+1}{2}\right)^{-\frac{2}{\varkappa-1}} (1-\omega(q))\,. \quad (7{,}8)$$

Daraus folgt unter Benutzung der BERNOULLIschen Gleichung ähnlich wie im Abschnitt 2 die nichtlineare Differentialgleichung

$$
\begin{aligned}
2\left(\frac{\varkappa+1}{2}\right)^{\frac{\varkappa+1}{\varkappa-1}} \frac{\frac{\varrho}{\varrho^*}}{\sqrt{q}} \left\{\left(\frac{\varkappa+1}{2}\right)^{-\frac{2}{\varkappa-1}} + \frac{q^2}{\frac{\varrho}{\varrho^*}} \frac{d}{d\sqrt{q}}\left(\frac{\varrho^*}{\varrho} \frac{1}{\sqrt{q}}\right)\right\} \\
= \frac{d}{d\sqrt{q}}\left\{\frac{q}{\frac{\varrho}{\varrho^*}} \frac{d}{\bar{q} d\sqrt{q}}\left(\frac{\varrho^*}{\varrho} \frac{1}{\sqrt{q}}\right)\right\}
\end{aligned}
\qquad (7{,}9)
$$

für die Funktion $\frac{\varrho}{\varrho^*}(\sqrt{q})$, wie sie von S. TOMOTIKA — K. TAMADA angegeben wurde. Man kann die Differentialgleichung (7,9) nach Einführung der Veränderlichen $s(q)$ gemäß (2,6) auch in der Form

$$
\{q^2 s (2 q s' + s)\}' = \frac{\varkappa+1}{2} \frac{1}{s q^2} + \left(\frac{\varkappa+1}{2}\right)^{\frac{\varkappa+1}{\varkappa-1}} (2 s' + s) \qquad (7{,}10)
$$

schreiben und der Differentialgleichung (2,6) gegenüberstellen. Offenbar sind beide Gleichungen von gleicher Struktur. S. TOMOTIKA — K. TAMADA behaupten nun, daß die Lösungskurve $\frac{\varrho}{\varrho^*}(\sqrt{q})$ unter den Anfangsbedingungen

$$
\left(\frac{\varrho}{\varrho^*}\right)_{\sqrt{q}=1} = 1\,, \quad \left(\frac{d\frac{\varrho}{\varrho^*}}{d\sqrt{q}}\right)_{\sqrt{q}=1} = -1 \qquad (7{,}11)
$$

mit derjenigen Kurve, die sich aus (1,18) ergibt, im Punkt $\sqrt{q} = 0$ bis zur ersten Ordnung und im Punkt $\sqrt{q} = 1$ sogar bis zur zweiten Ordnung übereinstimmt. Das letztere trifft aber nicht zu, denn mit Hilfe der Anfangsbedingungen (7,11) liefert die Differentialgleichung (7,9) die Beziehung

$$
\left(\frac{d^2\frac{\varrho}{\varrho^*}}{d\sqrt{q}^2}\right)_{\sqrt{q}=1} = 5 + \varkappa - 4\left(\frac{\varkappa+1}{2}\right)^{\frac{\varkappa+1}{\varkappa-1}}, \qquad (7{,}12)
$$

während aus (1,18)

$$
\left(\frac{d^2\frac{\varrho}{\varrho^*}}{d\sqrt{q}^2}\right)_{\sqrt{q}=1} = 1 - \varkappa \qquad (7{,}13)
$$

folgt. Daher wird im Punkt $\sqrt{q} = 1$ ebenfalls nur eine Übereinstimmung bis zur ersten Ordnung erzielt, wie das auch bei der entsprechenden Beziehung für unser Verfahren der Fall ist. Da wir aber im Gegensatz zu S. Tomotika — K. Tamada auf eine Transformation des Stromwinkels ϑ aus Gründen, die noch erklärt werden, verzichtet haben, konnten wir im Staupunkt nur eine Übereinstimmung der Funktionswerte, also eine Übereinstimmung nullter Ordnung erhalten (vgl. Abb. 3). Wie Abb. 6 zeigt, stimmen aber die Stromdichtekurven in Staupunktsnähe praktisch überein. Daher kommt dort einer Abweichung der Dichte—Geschwindigkeitskurven keine nennenswerte physikalische Bedeutung zu, worauf wir bereits im Abschnitt 6 hingewiesen haben.

Faßt man $\tilde{\omega}, \tilde{\vartheta}$ und w, ϑ in üblicher Weise als Polarkoordinaten auf, so ergibt sich im Ursprung $\tilde{\omega} = 0$ der $\tilde{\omega}\tilde{\vartheta}$-Ebene eine hochgradige Singularität, deren Charakter durch den Faktor $\left(\frac{\varkappa + 1}{2}\right)^{\frac{\varkappa+2}{\varkappa-1}}$ in (7,1) bestimmt wird. Die nach dem Verfahren von S. Tomotika — K. Tamada berechneten Profilkonturen $\Psi(\tilde{\omega}, \tilde{\vartheta}) = 0$ münden in den Ursprung $\tilde{\omega} = 0$ der $\tilde{\omega}\tilde{\vartheta}$-Ebene mit dem Winkel $\tilde{\vartheta} = \frac{\pi}{2}$ ein, d. h., auf Grund von (7,1) weisen die Profilkonturen im zugehörigen Staupunkt einen Stromwinkel

$$\vartheta = \left(\frac{\varkappa + 1}{2}\right)^{-\frac{\varkappa+2}{\varkappa-1}} \frac{\pi}{2} = 19^\circ\ 5'\ 42'' \qquad (7,14)$$

auf. Da aber für symmetrische unterkritische Anströmung Profilkonturen mit gekrümmter Vorderkante, also mit einem Stromwinkel $\vartheta = \frac{\pi}{2}$ am vorderen Staupunkt, von besonderem praktischen Interesse sind, schlägt S. Nocilla [11] vor, eine weitere konforme Abbildung mit Hilfe von

$$\tilde{\tilde{\omega}} = m\,\tilde{\omega}\,, \quad \tilde{\tilde{\vartheta}} = m\,\tilde{\vartheta}\,, \quad 0 < m < 1 \qquad (7,15)$$

auf die $\tilde{\tilde{\omega}}\tilde{\tilde{\vartheta}}$-Ebene durchzuführen und dabei m so zu bestimmen, daß

$$\vartheta = \frac{1}{m}\left(\frac{\varkappa + 1}{2}\right)^{-\frac{\varkappa+2}{\varkappa-1}} \tilde{\tilde{\vartheta}} = \frac{\pi}{2} \qquad (7,16)$$

wird. Für $\tilde{\tilde{\vartheta}} = \frac{\pi}{2}$ folgt z. B. der Wert

$$m = \left(\frac{\varkappa + 1}{2}\right)^{-\frac{\varkappa+2}{\varkappa-1}}. \qquad (7,17)$$

Die Stromfunktion $\Psi(\tilde{\omega}, \tilde{\vartheta})$ wird dann mit Hilfe einer Linearkombination der Partikulärlösungen

$$Z_{\nu m}(\nu\, m\, \tilde{\omega})\, e^{-i\nu m \tilde{\vartheta}} = Z_{\nu m}(\nu\, \tilde{\tilde{\omega}}) e^{-i\nu \tilde{\tilde{\vartheta}}} \tag{7,18}$$

dargestellt. Wir gehen darauf nicht näher ein und stellen nur fest, daß durch die zusätzliche konforme Hilfsabbildung (7,15) die Abbildungsverhältnisse in der Staupunktsumgebung noch komplizierter werden. Deshalb haben wir bei unserem Verfahren auf eine Transformation des Stromwinkels ϑ von vornherein verzichtet. Wie die Berechnungen im Abschnitt 6 zeigen, lassen sich damit ohne zusätzliche Schwierigkeiten symmetrische Strömungen um Profilkonturen mit abgerundeter Nase ermitteln.

8. Über eine Approximation der Funktion $K(\omega)$ mit drei Parametern

Auf Grund der Gleichungen (1,10) und (1,13) läßt sich die Funktion $K(\omega)$ in einer gewissen Umgebung von $\omega = 0$ durch die Potenzreihe

$$K(\omega) = \sum_{\nu=0}^{\infty} k_\nu\, \omega^{2\nu} \tag{8,1}$$

darstellen. Man kann die bisher benutzte Näherung als eine Teilsumme dieser Reihe mit den Koeffizienten

$$k_0 = 1\,, \quad k_1 = -\frac{1}{a^{*2}}, \quad k_\nu = 0 \;\; (\nu \geqq 2) \tag{8,2}$$

auffassen.

Will man eine bessere Näherung für $K(\omega)$ mit Hilfe einer dreigliedrigen Teilsumme ermitteln, so ist das prinzipiell in ähnlicher Weise möglich. Zunächst ergeben sich für

$$k_0 = 1 \tag{8,3}$$

an Stelle von (1,22) die Partikulärlösungen

$$\Psi(\omega, \vartheta; \nu) = \omega^\nu e^{\frac{\nu}{2}\omega^2 \sqrt{k_2}} F(\delta, \gamma, \iota\sigma)\, e^{-i\nu\vartheta}\,, \tag{8,4}$$

wobei zur Abkürzung

$$\begin{aligned} \delta &= \frac{1}{2} + \frac{\nu}{2}\left(1 - \frac{k_1}{2\sqrt{k_2}}\right), \\ \gamma &= 1 + \nu\,, \\ \iota &= -\nu\sqrt{k_2} \end{aligned} \tag{8,5}$$

gesetzt wurde. Mit $F(\delta, \gamma, \iota\,\sigma)$ bezeichnen wir eine konfluente hypergeometrische Funktion, die der bekannten Differentialgleichung

$$\sigma \frac{d^2 y}{d\,\sigma^2} + (\gamma - \sigma)\frac{dy}{d\sigma} - \delta\iota\,\sigma = 0 \tag{8,6}$$

genügt. Die zunächst noch freien Konstanten k_1 und k_2 in (8,5) können etwa so festgelegt werden, daß

$$[K(\omega)]_{\omega=\omega^*} = 0 \tag{8,7}$$

wird und $\left[\frac{dK}{d\omega}\right]_{\omega=\omega^*}$ mit dem Wert übereinstimmt, der sich auf Grund von (1,10) und (1,13) für ein POISSONsches Gas ergibt. Damit ist erreicht, daß der Typenwechsel der Stromfunktionsgleichung (1,14a) in der gleichen Weise wie vorher erfolgt. Eine entsprechend einfache Konstruktion der singulären Lösung $\hat{\Psi}$ ist dabei aber nicht mehr zu erwarten.

II. Zur Theorie der Grenzlinien[1])

9. Die Grenzlinien der Hodographentransformation für $\omega > a^*$

Die Abbildung des zweiblättrigen Strömungsgebietes über der $\omega\vartheta$-Ebene auf ein Gebiet der xy-Ebene mit Hilfe der Gleichungen (1,26) ist sicher überall dort umkehrbar eindeutig, wo die Funktionaldeterminante

$$I(\omega, \vartheta) = -\frac{\varrho_r}{\varrho\, w^2}\left(\frac{\omega}{K}\,\Phi_\omega^2 + \frac{1}{\omega}\,\Phi_\vartheta^2\right) \tag{9,1}$$

den Bedingungen

$$I \neq 0 \tag{9,2}$$

und

$$I^{-1} \equiv \frac{\partial(\omega, \vartheta)}{\partial(x, y)} \neq 0 \tag{9,3}$$

genügt. Diejenigen Kurven $\omega = \omega(\vartheta)$, in denen (9,2) nicht gilt, bezeichnen wir als Grenzhodographen $\bar{G}$, und ihre Urbildkurven $x = x(y)$, die man mit Hilfe von (1,26) erhält, stellen die sogenannten Grenzlinien G dar[2])[3]). Nach W. Tollmien [21] ist es unmöglich, daß $I(\omega, \vartheta)$ in einem Bereich der $\omega\vartheta$-Ebene mit positivem Flächeninhalt verschwindet.

Im Gebiet $\omega < a^*$ verschwindet I bekanntlich nur in isolierten Punkten, worauf hier nicht näher eingegangen wird. Für $\omega > a^*$ sind die grundlegenden Eigenschaften von Grenzhodographen in der $w\vartheta$-Ebene und Grenzlinien in der xy-Ebene zuerst von W. Tollmien [20, 21] mit Hilfe der Funktionaldeterminante

$$\frac{\partial(x, y)}{\partial(w, \vartheta)} = I(\omega, \vartheta)\,\frac{d\omega}{dw} \tag{9,4}$$

[1]) Einige Ergebnisse der Abschnitte 9 und 12 wurden auf der Jahrestagung der Gesellschaft für Angew. Mathematik und Mechanik (GAMM) 1960 in Freiberg vorgetragen; vgl. dazu E. Schincke [19].

[2]) In der Literatur findet man bisweilen auch die Bezeichnung „kritische Kurven" statt Grenzhodographen. Eine derartige Bezeichnung gibt aber Anlaß zu Verwechslungen mit kritischen Zustandspunkten bei Schallgeschwindigkeit (vgl. Abschnitt 1).

[3]) Die Sonderfälle $\vartheta = \text{const}$ und $y = \text{const}$ lassen sich durch Vertauschung der unabhängigen Variablen erledigen.

angegeben und später von J. W. CRAGGS [22] ergänzt worden. Neuerdings hat H. GEIRINGER [23] weitere Untersuchungen über Grenzlinien unter Benutzung der charakteristischen Koordinaten ξ, η durchgeführt, die durch

$$\xi = \frac{1}{2}(q - \vartheta), \quad \eta = \frac{1}{2}(q + \vartheta) \tag{9,5}$$

mit

$$q = \int_{a^*}^{w} \frac{dw}{w \operatorname{tg} \alpha}, \qquad \sin \alpha = \frac{a^*}{w} \tag{9,6}$$

definiert sind. An die Stelle von $I(\omega, \vartheta)$ tritt dabei die Funktionaldeterminante

$$\frac{\partial(x, y)}{\partial(\xi, \eta)} = -2\,\Psi_\xi\,\Psi_\eta \frac{\operatorname{ctg} \alpha}{\varrho^2 w^2}. \tag{9,7}$$

Mit Hilfe von (9,1), (9,7) lassen sich die Grenzlinien für Potentialströmungen prinzipiell auch numerisch berechnen, wenn entweder die Stromfunktion Ψ oder das Potential Φ bekannt ist und die partiellen Ableitungen sowie die Nullstellen des Ausdrucks (9,1) bzw. (9,7) berechnet werden können. Bei Profilströmungen wird aber der Rechenaufwand im allgemeinen so groß, daß die Methode numerisch unbrauchbar ist. Wir gehen deshalb zu einer anderen auch für praktische Zwecke geeigneten Charakterisierung der Grenzlinien über und betrachten dazu längs der Stromlinien $\Psi(\omega, \vartheta) =$ const den Verlauf der Potentialfunktion $\Phi(\omega, \vartheta)$. Es wird sich zeigen, daß die stationären Punkte dieser nur von ϑ abhängigen Funktion unter gewissen Voraussetzungen mit den Punkten der Grenzhodographen $\bar{G}$ zusammenfallen. Zur Herleitung dieser Beziehung spalten wir in üblicher Weise (vgl. z. B. R. VON MISES [24] S. 313) die Funktionaldeterminante $I(\omega, \vartheta)$ in der Form

$$I = E\,D \tag{9,8}$$

auf, wobei

$$E \equiv \frac{\partial(x, y)}{\partial(\Phi, \Psi)} = \frac{\varrho_r}{\varrho\, w^2} \neq 0 \tag{9,9}$$

und

$$D \equiv \frac{\partial(\Phi, \Psi)}{\partial(\omega, \vartheta)} = -\left(\frac{\omega}{K}\Phi_\omega^2 + \frac{1}{\omega}\Phi_\vartheta^2\right)$$

$$= -\left(\omega\,\Psi_\omega^2 + \frac{K}{\omega}\Psi_\vartheta^2\right) \tag{9,10}$$

bedeutet. Denn damit reduziert sich die Bedingung $I = 0$ auf

$$D(\omega, \vartheta) = 0 . \tag{9,11}$$

Beschränkt man sich zunächst auf solche Punkte des Überschallgebietes $\omega > a^*$, in denen Φ_ω und Φ_ϑ endlich bleiben und nicht gleichzeitig verschwinden, dann gilt

$$D = - D^+ D^- \tag{9,12}$$

mit

$$D^+(\omega, \vartheta) = \frac{1}{i} \sqrt{\frac{\omega}{K}}\, \Phi_\omega + \frac{1}{\sqrt{\omega}} \Phi_\vartheta;$$

$$D^-(\omega, \vartheta) = -\frac{1}{i} \sqrt{\frac{\omega}{K}}\, \Phi_\omega + \frac{1}{\sqrt{\omega}} \Phi_\vartheta , \tag{9,13}$$

und die Grenzhodographen $\bar{G}$ werden durch die Bedingungen

$$D^+ = 0 \qquad \text{und} \qquad D^- = 0 \tag{9,14}$$

charakterisiert.

Zu jeder Stromlinie S, die in der xy-Ebene durch

$$\Psi_y + \Psi_x \frac{dx}{dy} = 0 \tag{9,15}$$

definiert ist, gehört in der $\omega\vartheta$-Ebene eine Bildkurve $\bar{S}$, mit der Gleichung $\omega = \omega(\vartheta)$, die entweder durch

$$\Psi_\omega \dot{\omega} + \Psi_\vartheta = 0 \qquad \text{oder} \qquad \Phi_\vartheta \dot{\omega} - \frac{\omega^2}{K} \Phi_\omega = 0 \tag{9,16}$$

bestimmt ist. Da längs $\bar{S}$

$$\frac{d\Phi}{d\vartheta} = \Phi_\omega \dot{\omega} + \Phi_\vartheta \tag{9,17}$$

gilt, erhält man mit (9,16) und (9,13) die in allen Punkten von $\bar{S}$ gültige Beziehung

$$\frac{d\Phi}{d\vartheta} = D^+ D^- \Phi_\vartheta^{-1} \omega . \tag{9,18}$$

Im Hinblick auf Gleichung (9,14) ergibt sich aus (9,18) der folgende

Satz 1. *Diejenigen Punkte $\omega_A = \omega(\vartheta_A)$ einer Stromlinie $\bar{S}$, in denen die Funktion $f(\vartheta) = \Phi(\omega(\vartheta), \vartheta)$ der Bedingung*

$$\frac{df(\vartheta_A)}{d\vartheta} \equiv \dot{f}(\vartheta_A) = 0 \tag{9,19}$$

genügt, sind zugleich Punkte eines Grenzhodographen.

Wenn das Gitter der Potential- und Stromlinien entweder in der Strömungsebene oder in einer Hodographenebene bekannt ist, läßt sich aus (9,19) unmittelbar der Verlauf der Grenzhodographen $\bar{G}$ sowie der Grenzlinien G ermitteln. Wenn man die stationären Punkte von $\dot{f}(\vartheta)$ graphisch bestimmen kann, erübrigt sich die im allgemeinen schwierige numerische Berechnung der partiellen Ableitungen von Φ bzw. Ψ.

Um weitere Eigenschaften von Grenzlinien und Grenzhodographen herzuleiten, nehmen wir an, daß jede Stromlinie S in der xy-Ebene eine Krümmung $1/\Re(\vartheta)$ besitzt, die eine Parameterdarstellung von S in der Form

$$x(\vartheta) = x_A + \int_{\vartheta_A}^{\vartheta} \Re(\vartheta) \cos\vartheta \; d\vartheta ,$$

$$y(\vartheta) = y_A + \int_{\vartheta_A}^{\vartheta} \Re(\vartheta) \sin\vartheta \, d\vartheta \tag{9,20}$$

gestattet, wobei $x_A = x(\vartheta_A)$, $y_A = y(\vartheta_A)$ ein zunächst beliebiger Anfangspunkt ist. Auf Grund der Gleichungen (1,3) und (9,20) gilt dann längs der Bildkurve $\bar{S}$ von S die Beziehung

$$\frac{d\Phi}{d\vartheta} \equiv \dot{f}(\vartheta) = \Re(\vartheta)\, w(\vartheta) , \tag{9,21}$$

die wir bereits früher [25] bei der Formulierung des direkten Umströmungsproblems im Unterschall benutzt haben.

Aus (9,21) folgt auf Grund von Satz 1 unmittelbar der bekannte

Satz 2. *Wenn der Punkt $x_A = x(y_A)$ von S Urbild eines Punktes $\omega_A = \omega(\vartheta_A)$ von $\bar{S}$ ist, in dem sich $\bar{S}$ und $\bar{G}$ schneiden, dann ist* $\Re(\vartheta_A) = 0$.

Wir erwähnen dann einen weiteren Satz, der sich nach einer von TH. v. KÁRMÁN [26] in der $w\vartheta$-Ebene angegebenen Formulierung leicht in die $\omega\vartheta$-Ebene übertragen läßt:

Satz 3. *Wenn ein Punkt $\omega_A = \omega(\vartheta_A)$ einer Stromlinie $\bar{S}$ zugleich Punkt eines Grenzhodographen $\bar{G}$ ist, dann berührt im Falle $D^+(\omega_A, \vartheta_A) = 0$ die Charakteristik C^+ und im Falle $D^-(\omega_A, \vartheta_A) = 0$ die Charakteristik C^- die Stromlinie $\bar{S}$.*

Zum Beweis gehen wir von der aus (9,16) folgenden Beziehung

$$\dot{\omega}(\vartheta) = \frac{\omega^2}{K} \frac{\Phi_\omega}{\Phi_\vartheta} \tag{9,22}$$

längs $\bar{S}$ aus. Da aber für $D^+ = 0$ aus (9,13)

$$\frac{\Phi_\omega}{\Phi_\vartheta} = \frac{\sqrt{K}}{i\,\omega} \tag{9,23}$$

folgt, liefert (9,22) unmittelbar die erste der Gleichungen (1,16), womit die Berührung von $\bar{S}$ und C^+ für $D^+ = 0$ gezeigt ist. Analog beweist man mittels (9,13) für $D^- = 0$ die Berührung von $\bar{S}$ und C^- im Punkt ω_A, ϑ_A.

Im Anschluß daran beweisen wir einen Satz über das Verhalten der Stromlinie S im Urbildpunkt x_A, y_A eines Grenzhodographenpunktes ω_A, ϑ_A, der teilweise bereits von W. Tollmien [21] angegeben wurde.

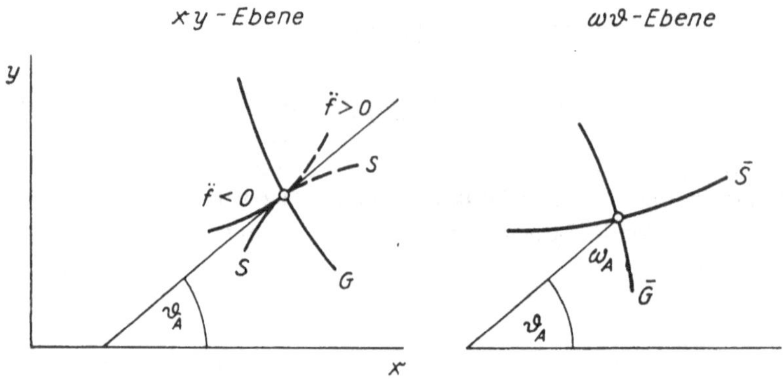

Abb. 13. Die Spitzen der Stromlinie S an der Grenzlinie G im Urbildpunkt des Schnittes von $\bar{S}$ und $\bar{G}$

Satz 4: *Wenn in einem Punkt $\omega_A = \omega(\vartheta_A)$ von $\bar{S}$ die Beziehungen $\dot{f}(\vartheta_A) = 0$ und $\ddot{f}(\vartheta_A) \neq 0$ bestehen, dann besitzt die Stromlinie S im zugehörigen Urbildpunkt $x_A = x(y_A)$ eine Spitze, die auf der einen oder anderen Seite der Grenzlinie G liegt, je nachdem ob $f(\vartheta)$ ein Maximum oder ein Minimum besitzt* (vgl. Abb. 13).

Für den Beweis ist es zweckmäßig, an Stelle von x, y neue rechtwinklige Koordinaten X, Y durch

$$\begin{aligned} x - x_A &= X\cos\vartheta_A - Y\sin\vartheta_A\,, \\ y - y_A &= X\sin\vartheta_A + Y\cos\vartheta_A \end{aligned} \tag{9,24}$$

einzuführen (vgl. Abb. 14) und

$$\vartheta - \vartheta_A = t\,, \quad \Re(\vartheta) = \Re(t) \tag{9,25}$$

zu setzen. Damit gehen die Gleichungen (9,20) für die Stromlinie S über in

$$X = \int_0^t \mathfrak{R}(t) \cos t \, dt \,, \quad Y = \int_0^t \mathfrak{R}(t) \sin t \, dt \,, \tag{9,26}$$

woraus sich unter Beachtung der für kleine $|t|$ gültigen Entwicklungen

$$\begin{aligned} \mathfrak{R}(t) &\approx \dot{\mathfrak{R}}(\vartheta_A)\, t + \ddot{\mathfrak{R}}(\vartheta_A) \frac{t^2}{2} \,, \\ \cos t &\approx 1 - \frac{t^2}{2} \,, \\ \sin t &\approx t \end{aligned} \tag{9,27}$$

nach Integration sofort

$$X \approx \frac{1}{2} \dot{\mathfrak{R}}(\vartheta_A)\, t^2 \,, \qquad Y \approx \frac{1}{3} \dot{\mathfrak{R}}(\vartheta_A)\, t^3 \tag{9,28}$$

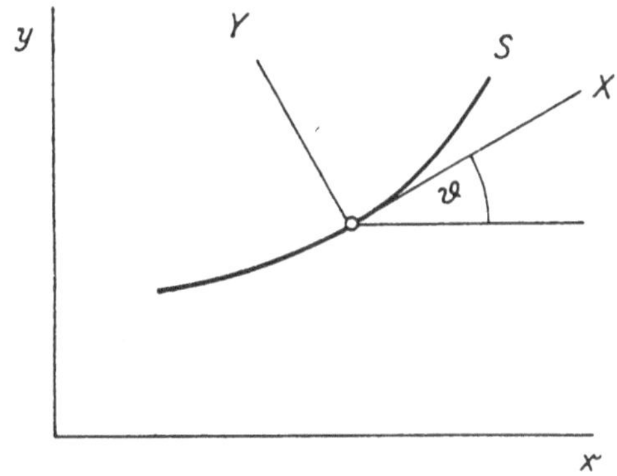

Abb. 14. Koordinatentransformation in der Strömungsebene

ergibt. Auf Grund von Satz 3 bleibt $\dot{w}(\vartheta_A)$ im Gebiet $\omega > a^*$ beschränkt. Im Bildgebiet $w > a^*$ nimmt dann auch $\dot{w}(\vartheta_A)$ vermöge (1,11) endliche Werte an. Aus (9,21) und Satz 2 erhält man wegen $\ddot{f}(\vartheta_A) \neq 0$ unmittelbar $\dot{\mathfrak{R}}(\vartheta_A) \neq 0$, und zwar haben $\dot{\mathfrak{R}}(\vartheta_A)$ und $\ddot{f}(\vartheta_A)$ das gleiche Vorzeichen. Damit besitzt die Stromlinie S eine Spitze (vgl. dazu etwa G. Scheffers [27] S. 107). Weiter folgt aus (9,21) und (9,28), daß $X \gtrless 0$ für $\ddot{f}(\vartheta_A) \gtrless 0$ wird, womit Satz 4 bewiesen ist.

Bevor wir auf den Fall eines Wendepunktes der Kurve $f(\vartheta)$ eingehen, leiten wir ein Kriterium für die Berührung einer Stromlinie $\bar{S}$ mit einem Grenzhodographen $\bar{G}$ her:

Satz 5. *Die Bedingung*

$$\ddot{\omega}(\vartheta) = -\frac{\omega}{K^2} \tag{9,29}$$

in einem Punkt $\omega_A = \omega(\vartheta_A)$ *von* $\overline{S}$ *ist notwendig und hinreichend für eine Berührung von* $\overline{S}$ *und* $\overline{G}$ *in diesem Punkte.*

Wir beweisen die Notwendigkeit dieser Bedingung für einen Grenzhodographen $\overline{G}$, der der Gleichung $D^+ = 0$ genügt, und bezeichnen diesen kurz mit $\overline{G}^+$. Längs der Kurve $\overline{G}^+$ mit der Polargleichung $\omega = \omega^+(\vartheta)$ gilt die Beziehung

$$\frac{dD^+}{d\vartheta} \equiv D^+_\omega \dot{\omega}^+ + D^+_\vartheta = 0 \,. \tag{9,30}$$

Die Stromlinie $\overline{S}$ wird gemäß Satz 3 im Punkt ω_A, ϑ_A von einer Charakteristik C^+ und nach Voraussetzung außerdem von $\overline{G}^+$ berührt. Demzufolge berühren sich auch $\overline{G}^+$ und C^+ im Punkt ω_A, ϑ_A, d. h., es gilt

$$\dot{\omega}(\vartheta_A) = \dot{\omega}^+(\vartheta_A) = \frac{\omega}{i\sqrt{K}} \,. \tag{9,31}$$

Damit kann die Gleichung (9,30) in der Form

$$D^+_\omega \frac{\omega}{i\sqrt{K}} + D^+_\vartheta = 0 \tag{9,32}$$

geschrieben werden. Setzt man ferner die Ableitungen D^+_ω und D^+_ϑ gemäß (9,13) ein, so folgt daraus

$$\frac{\sqrt{\omega}^3}{K}\Phi_{\omega\omega} + \left(\frac{\omega}{\sqrt{K}}\sqrt{\frac{\omega}{K}}' + \frac{1}{2}\frac{\sqrt{\omega}}{K}\right)\Phi_\omega - \frac{1}{\sqrt{\omega}}\Phi_{\vartheta\vartheta} - \frac{2}{i}\sqrt{\frac{\omega}{K}}\,\Phi_{\omega\vartheta} = 0 \,, \tag{9,33}$$

wobei der Strich hier wie vorher die Ableitung nach ω bezeichnet. Um die Ableitung $\Phi_{\omega\vartheta}$ zu eliminieren, beachten wir, daß längs $\overline{S}$ und damit auch im Punkt ω_A, ϑ_A die Beziehung

$$\frac{d^2\Psi}{d\vartheta^2} \equiv \Psi_{\omega\omega}\dot{\omega}^2 + 2\,\Psi_{\omega\vartheta}\,\dot{\omega} + \Psi_{\vartheta\vartheta} + \Psi_\omega\ddot{\omega} = 0 \tag{9,34}$$

gilt. Ersetzt man darin mit Hilfe des Gleichungssystems (1,12) die Ableitungen von $\Psi(\omega, \vartheta)$ durch diejenigen von $\Phi(\omega, \vartheta)$, so erhält man im Punkt ω_A, ϑ_A unter Berücksichtigung von (1,16) und (9,14)

$$\frac{2}{i}\sqrt{\frac{\omega}{K}}\,\Phi_{\omega\vartheta} = \left(\frac{\sqrt{\omega}}{K} + \frac{\ddot{\omega}}{\sqrt{\omega}}\right)\Phi_\omega - \frac{2}{\sqrt{\omega}}\Phi_{\vartheta\vartheta} \,. \tag{9,35}$$

Damit folgt aus (9,33) nach Multiplikation mit $\frac{K}{\sqrt{\omega}^3}$ im Punkt ω_A, ϑ_A

$$\Phi_{\omega\omega} + \left(\frac{\sqrt{K}}{\omega} \sqrt{\frac{\omega}{K}}' - \frac{1}{2\,\omega} - \frac{K}{\omega^2}\ddot{\omega}\right) \Phi_\omega + \frac{K}{\omega^2} \Phi_{\vartheta\vartheta} = 0. \quad (9,36)$$

Die Ableitung Φ_ω verschwindet im Punkt ω_A, ϑ_A nicht, weil wegen $\omega > a^*$ und (9,13), (9,14) zugleich auch Φ_ϑ verschwinden würde, was zunächst ausgeschlossen war. Daher ergibt (9,36) nur dann keinen Widerspruch zur Differentialgleichung (1,14b) für $\Phi(\omega, \vartheta)$, wenn

$$\sqrt{\frac{K}{\omega}} \sqrt{\frac{\omega}{K}}' - \frac{1}{2\,\omega} - \frac{K}{\omega^2}\ddot{\omega} = \frac{K}{\omega}\left(\frac{\omega}{K}\right)' \quad (9,37)$$

ist. Diese Beziehung ist aber mit (9,2) identisch, wenn man (1,21) berücksichtigt. Um nachzuweisen, daß die Bedingung (9,29) hinreichend für eine Berührung von $\bar{G}^+$ und $\bar{S}$ ist, genügt es zu zeigen, daß der Ausdruck

$$\frac{\partial(D^+, \Psi)}{\partial(\omega, \vartheta)} \equiv D^+_\omega \Psi_\vartheta - D^+_\vartheta \Psi_\omega \quad (9,38)$$

im Punkt ω_A, ϑ_A verschwindet. Mit Hilfe der Gleichungen (1,12) und (9,13) ergibt sich zunächst

$$\frac{\partial(D^+, \Psi)}{\partial(\omega, \vartheta)} = -\frac{1}{i} \sqrt{\frac{\omega}{K}}^3 \Phi_\omega \cdot \left\{\Phi_{\omega\omega} + \left(\frac{K}{\omega} \sqrt{\frac{\omega}{K}}' - \frac{1}{2\,\omega} - \frac{K}{\omega^2}\ddot{\omega}\right) \Phi_\omega + \frac{K}{\omega^2} \Phi_{\vartheta\vartheta}\right\}. \quad (9,39)$$

Eliminiert man hieraus $\ddot{\omega}$ mittels (9,29), so folgt wegen (1,14b) nach kurzer Rechnung

$$\frac{\partial(D^+, \Psi)}{\partial(\omega, \vartheta)} = 0\,. \quad (9,40)$$

Im Falle $D^- = 0$, d. h. für $\bar{G}^-$, verläuft der Beweis analog.

Damit kann die Berührung einer Stromlinie $\bar{S}$ mit einem Grenzhodographen $\bar{G}$ wieder durch das Verhalten der Funktion $f(\vartheta)$ gekennzeichnet werden. Es gilt der

Satz 6. *Die Stromlinie $\bar{S}$ berührt in einem Punkt $\omega_A = \omega(\vartheta_A)$ einen Grenzhodographen $\bar{G}$ dann und nur dann, wenn die Beziehungen $\dot{f}(\vartheta_A) = 0$, $\ddot{f}(\vartheta_A) = 0$ bestehen.*

Wir beweisen zunächst, daß die Beziehungen hinreichend für eine Berührung von $\bar{S}$ und $\bar{G}^+$ sind. Nach Voraussetzung wird im Punkt ω_A, ϑ_A längs $\bar{S}$

$$\ddot{f}(\vartheta_A) \equiv \Phi_{\omega\omega}\,\dot{\omega}^2 + 2\,\Phi_{\omega\vartheta}\,\dot{\omega} + \Phi_{\vartheta\vartheta} + \Phi_\omega\,\ddot{\omega} = 0\,, \qquad (9{,}41)$$

wobei gemäß Satz 3 für $\dot{\omega}$ die erste der Gleichungen (1,16) zu berücksichtigen ist. Eliminiert man ferner die Ableitung $\Phi_{\omega\vartheta}$ mit Hilfe von (9,35), so ergibt sich nach Multiplikation mit $\frac{K}{\omega^2}$ im Punkt ω_A, ϑ_A

$$-\,\Phi_{\omega\omega} + \left(\frac{1}{\omega} + 2\,\frac{K}{\omega^2}\,\ddot{\omega}\right)\Phi_\omega - \frac{K}{\omega^2}\,\Phi_{\vartheta\vartheta} = 0 \qquad (9{,}42)$$

und nach Addition der Differentialgleichung (1,14b) die Beziehung

$$\left\{\frac{1}{\omega} + \frac{K}{\omega}\left(\frac{\omega}{K}\right)' + 2\,\frac{K}{\omega^2}\,\ddot{\omega}\right\}\Phi_\omega = 0\,. \qquad (9{,}43)$$

Da Φ_ω, wie bereits beim Beweis von Satz 5 bemerkt wurde, im Punkt ω_A, ϑ_A nicht verschwindet, folgt aus (9,43) die Bedingung (9,29), d. h., nach Satz 5 berühren sich $\bar{S}$ und $\bar{G}^+$.

Umgekehrt, wenn $\bar{S}$ von $\bar{G}^+$ in einem Punkt ω_A, ϑ_A berührt wird, dann gilt dort auf Grund von Gleichung (9,19) zunächst die Beziehung $\dot{f}(\vartheta_A) = 0$. Außerdem ist in diesem Punkt die Gleichung (9,40) erfüllt, die die Berührung der beiden Kurven $\bar{S}$ und $\bar{G}^+$ zum Ausdruck bringt. Man kann diese Gleichung gemäß (9,39) auch in der Form

$$-\,\frac{\omega}{K^2}\,\Phi_{\omega\omega} - \left(\sqrt{\frac{\omega^3}{K}}\sqrt{\frac{\omega}{K}}' - \frac{\omega}{2\,K} - \ddot{\omega}\right)\Phi_\omega - \Phi_{\vartheta\vartheta} = 0 \quad (9{,}44)$$

schreiben. Ferner gilt im Punkt ω_A, ϑ_A wieder die Gleichung (9,35). Multipliziert man diese mit $\sqrt{\omega}$ und addiert sie zu (9,44), so ergibt sich

$$-\,\frac{\omega^2}{K}\,\Phi_{\omega\omega} + 2\,\frac{\omega}{i\sqrt{K}}\,\Phi_{\omega\vartheta} - \left(\sqrt{\frac{\omega^3}{K}}\sqrt{\frac{\omega}{K}}' + \frac{\omega}{2\,K}\right)\Phi_\omega + \Phi_{\vartheta\vartheta} = 0\,. \; (9{,}45)$$

Hieraus folgt bei Beachtung der Identität

$$\sqrt{\frac{\omega^3}{K}}\sqrt{\frac{\omega}{K}}' + \frac{\omega}{2\,K} = \frac{\omega}{K^2} \qquad (9{,}46)$$

die Beziehung

$$-\,\frac{\omega^2}{K}\,\Phi_{\omega\omega} + 2\,\frac{\omega}{i\sqrt{K}}\,\Phi_{\omega\vartheta} - \frac{\omega}{K^2}\,\Phi_\omega + \Phi_{\vartheta\vartheta} = 0\,. \qquad (9{,}47)$$

Diese Gleichung geht wegen (9,35) und (9,29) über in (9,41), womit die Behauptung bewiesen ist. Analog wird der Beweis für den Grenzhodographen $\bar{G}^-$ erledigt.

Für einen Wendepunkt der Kurve $f(\vartheta)$ erhält man nunmehr eine Aussage über das Verhalten der Stromlinie S in der xy-Ebene durch den

Satz 7. *Wenn in einem Punkt $\omega_A = \omega(\vartheta_A)$ der Stromlinie $\bar{S}$ außer den in Satz 6 genannten Beziehungen $\dddot{f}(\vartheta_A) \neq 0$ gilt, dann besitzt die Stromlinie S im zugehörigen Urbildpunkt x_A, y_A einen Flachpunkt* (vgl. Abb. 15).

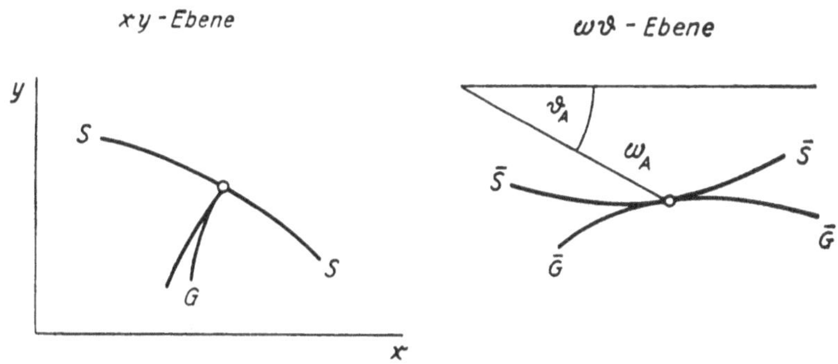

Abb. 15. Die Berührung der Stromlinie $\bar{S}$ mit dem Grenzhodographen $\bar{G}$ und der zugehörige Flachpunkt von S sowie die Schnabelspitze von G

Zum Beweis benutzen wir die Parameterdarstellung (9,26) für die Stromlinie S. Im Punkt ω_A, ϑ_A gelten wegen (1,11), (1,16) und (9,29) die Beziehungen

$$|\dot{w}(\vartheta_A)| = \left(\frac{dw}{d\omega}\right)_A |\dot{\omega}(\vartheta_A)| = \frac{w_A}{\sqrt{K(\omega_A)}} \frac{\varrho_r}{\varrho_A} < \infty \tag{9,48}$$

und

$$|\ddot{w}(\vartheta_A)| = \left(\frac{dw}{d\omega}\right)_A |\ddot{\omega}(\vartheta_A)| = \frac{w_A}{\{K(\omega_A)\}^2} \frac{\varrho_r}{\varrho_A} < \infty \, . \tag{9,49}$$

Damit folgt aus der Voraussetzung

$$\ddot{f}(\vartheta_A) = \dot{\Re}(\vartheta_A)\, w(\vartheta_A) + \Re(\vartheta_A)\, \dot{w}(\vartheta_A) = 0 \tag{9,50}$$

bei Beachtung von Satz 2 sofort

$$\dot{\Re}(\vartheta_A) = \frac{d}{dt} \Re(0) = 0 \, . \tag{9,51}$$

Schließlich erhält man auf Grund der weiteren Voraussetzung

$$\dddot{f}(\vartheta_A) = \ddot{\Re}(\vartheta_A)\, w(\vartheta_A) + 2\,\dot{\Re}(\vartheta_A)\, \dot{w}(\vartheta_A) + \Re(\vartheta_A)\, \ddot{w}(\vartheta_A) \neq 0 \quad (9{,}52)$$

mit Hilfe von (9,48), (9,49) und (9,51) die Aussage

$$\ddot{\Re}(\vartheta_A) = \frac{d^2}{dt^2}\Re(0) \neq 0\,. \quad (9{,}53)$$

Damit reduziert sich die erste der für kleine $|t|$ gültigen Entwicklungen (9,27) auf

$$\Re(t) \approx \frac{t^2}{2}\frac{d^2}{dt^2}\Re(0)\,. \quad (9{,}54)$$

Setzt man (9,52) in (9,25) ein und berücksichtigt für $\cos t$ und $\sin t$ die Entwicklungen (9,27), so ergibt sich nach Ausführung der Integration

$$X \approx \frac{1}{6}\ddot{\Re}(\vartheta_A)\, t^3\,, \qquad Y \approx \frac{1}{8}\ddot{\Re}(\vartheta_A)\, t^4\,, \quad (9{,}55)$$

d. h., S besitzt im Punkt ω_A, ϑ_A einen Flachpunkt (vgl. dazu etwa G. SCHEFFERS [27], S. 107), und Satz 7 ist vollständig bewiesen.

Satz 8. *Wenn die Stromlinie $\bar{S}$ im Punkt $\omega_A = \omega(\vartheta_A)$ von einem Grenzhodographen $\bar{G}$ genau von erster Ordnung berührt wird, dann besitzt die Grenzlinie G im zugehörigen Urbildpunkt x_A, y_A eine Schnabelspitze* (vgl. Abb. 15).

Zum Beweis dieses Satzes, der in ähnlicher Form von J. W. CRAGGS [22] angegeben wurde, gehen wir von der Parameterdarstellung

$$\begin{aligned} x - x_A &= \int\limits_{\vartheta_A}^{\vartheta} \left(\frac{\cos\vartheta}{w}\frac{d\Phi}{d\vartheta} - \frac{\varrho_r}{\varrho}\frac{\sin\vartheta}{w}\frac{d\Psi}{d\vartheta}\right) d\vartheta\,, \\ y - y_A &= \int\limits_{\vartheta_A}^{\vartheta} \left(\frac{\sin\vartheta}{w}\frac{d\Phi}{d\vartheta} + \frac{\varrho_r}{\varrho}\frac{\cos\vartheta}{w}\frac{d\Psi}{d\vartheta}\right) d\vartheta \end{aligned} \quad (9{,}56)$$

der Grenzlinie G aus, die sich unmittelbar aus den Abbildungsgleichungen (1,24) ergibt. Führt man an Stelle der Koordinaten x, y wiederum die Koordinaten X, Y vermittels (9,24) ein, und ersetzt für die Integration längs $\bar{G}$ den Parameter ϑ gemäß (9,25) durch t, so gehen die Gleichungen (9,56) in

$$X = \int_0^t \left(\frac{\cos t}{w}\frac{d\Phi}{dt} - \frac{\varrho_r}{\varrho}\frac{\sin t}{w}\frac{d\Psi}{dt}\right)dt\,,$$
$$Y = \int_0^t \left(\frac{\sin t}{w}\frac{d\Phi}{dt} + \frac{\varrho_r}{\varrho}\frac{\cos t}{w}\frac{d\Psi}{dt}\right)dt \tag{9,57}$$

über. Für $\cos t$ und $\sin t$ gelten für kleine $|t|$ wieder die asymptotischen Entwicklungen (9,27), und für die Funktionen $w(t)$, $\frac{\varrho_r}{\varrho}(t)$

$$w(t) \approx w(\vartheta_A) + t\,\dot{w}(\vartheta_A)\,,$$
$$\frac{\varrho_r}{\varrho}(t) \approx \frac{\varrho_r}{\varrho}(\vartheta_A) + t\frac{d}{d\vartheta}\frac{\varrho_r}{\varrho}(\vartheta_A)\,. \tag{9,58}$$

Außerdem lassen sich die Ableitungen $\frac{d\Phi}{dt}$ und $\frac{d\Psi}{dt}$ längs $\bar{G}$ ebenfalls für kleine $|t|$ in der Form

$$\frac{d\Phi}{dt} \approx \frac{d\Phi(\vartheta_A)}{d\vartheta} + t\frac{d^2\Phi(\vartheta_A)}{d\vartheta^2}\,,$$
$$\frac{d\Psi}{dt} \approx \frac{d\Psi(\vartheta_A)}{d\vartheta} + t\frac{d^2\Psi(\vartheta)}{d\vartheta^2} \tag{9,59}$$

schreiben. Auf Grund der vorausgesetzten Berührung erster Ordnung von $\bar{S}$ und $\bar{G}$ erhält man im Punkt ω_A, ϑ_A

$$\frac{d\Phi(\vartheta_A)}{d\vartheta} \equiv \dot{f}(\vartheta_A) = 0\,, \quad \frac{d\Psi(\vartheta_A)}{d\vartheta} = 0\,,$$
$$\frac{d^2\Phi(\vartheta_A)}{d\vartheta^2} = \Phi_{\omega\omega}\{\dot{\omega}(\vartheta_A)\}^2 + 2\,\Phi_{\omega\vartheta}\,\dot{\omega}(\vartheta_A) + \Phi_{\vartheta\vartheta} + \Phi_\omega\,\ddot{\omega}(\vartheta_A) \neq 0\,,$$
$$\frac{d^2\Psi(\vartheta_A)}{d\vartheta^2} = \Psi_{\omega\omega}\{\dot{\omega}(\vartheta_A)\}^2 + 2\,\Psi_{\omega\vartheta}\,\dot{\omega}(\vartheta_A) + \Psi_{\vartheta\vartheta} + \Psi_\omega\,\ddot{\omega}(\vartheta_A) \neq 0\,. \tag{9,60}$$

Damit folgt aus (9,57) nach Ausführung der Integration

$$X \approx B_2 t^2\,, \qquad Y \approx B_3 t^2\,, \tag{9,61}$$

wobei die Konstanten B_2 und B_3 durch

$$B_2 = \frac{1}{w_A}\frac{d^2\Phi(\vartheta_A)}{d\vartheta^2}\,, \quad B_3 = \frac{\varrho_r}{\varrho_A w_A}\frac{d^2\Psi(\vartheta_A)}{d\vartheta^2} \tag{9,62}$$

bestimmt sind. Da diese Konstanten von Null verschieden sind, besitzt die Grenzlinie G im Punkt x_A, y_A der Strömungsebene eine Schnabelspitze (vgl. dazu etwa G. SCHEFFERS [27] S. 107), in deren Umgebung die xy-Ebene im allgemeinen mehrfach überdeckt wird (vgl. das Beispiel im Abschnitt 11).

Anmerkung: Wenn sich $\overline{S}$ und $\overline{G}$ genau von zweiter Ordnung berühren, besitzt die Grenzlinie G im zugehörigen Urbildpunkt keine Spitze mehr. Erst wenn die Bedingungen

$$\frac{d^3 \Phi(\vartheta_A)}{d\vartheta^3} = 0\,, \qquad \frac{d^3 \Psi(\vartheta_A)}{d\vartheta^3} = 0 \tag{9,63}$$

in einem Punkt ω_A, ϑ_A längs $\overline{G}$ erfüllt sind, kann $\overline{G}$ auch bei einer Berührung höherer Ordnung von $\overline{S}$ und $\overline{G}$ eine Spitze oder Schnabelspitze aufweisen. Berührungen höher als von erster Ordnung kommen bei den von uns berechneten Profilströmungen allerdings nicht vor.

10. Die Grenzlinien der Hodographentransformation für $\omega = a^*$

Da bisher nur Grenzhodographen im Gebiet $\omega > a^*$ untersucht wurden, bleibt noch zu klären, ob die Schallinie

$$\omega = a^* \tag{10,1}$$

zumindest in einzelnen Punkten oder Kurvenstücken mit Grenzhodographen zusammenfallen kann. Diese Frage wurde bereits von G. LUDFORD und S. SCHOT [28] mit der Charakteristikenmethode von H. GEIRINGER behandelt. Wie die Definitionsgleichungen (9,5) und (9,6) zeigen, bleiben die charakteristischen Koordinaten ξ und η nur für $w \geqq a^*$ reell, so daß die partiellen Ableitungen von $\Phi(\xi, \eta)$ und $\Psi(\xi, \eta)$ dann als Grenzwerte für $w \to a^* + 0$ zu verstehen sind. Wie S. SCHOT an einem elementaren Strömungsbeispiel bemerkt hat (vgl. dazu R. VON MISES, [24], S. 488), existieren diese Grenzwerte keineswegs immer, und die von H. GEIRINGER [23] angegebene Charakterisierung der Schallgrenzlinien bedarf gewisser Abänderungen. Derartige Grenzübergänge sind für die Schallgrenzlinien aber durchaus nicht wesentlich und lassen sich überdies vermeiden, wenn man etwa das in Abschnitt 9 zunächst nur für $\omega > a^*$ beschriebene Verfahren zur Ermittlung der Grenzhodographen mit Hilfe der Funktion $f(\vartheta)$ auf Punkte der Schallinie (10,1) ausdehnt. Dabei nennen wir einen Punkt der Schallinie (10,1), auf dem die Gleichung (9,11) erfüllt ist, kritischen Hodographenpunkt und den zugehörigen Urbildpunkt in der xy-Ebene Schallgrenzpunkt. Eine Kurve in der $\omega\vartheta$-Ebene, die nur aus kritischen Hodographenpunkten besteht, bezeichnen wir als Schallgrenzhodographen $\overline{G}^*$, und ihre Urbildkurve in der xy-Ebene als Schallgrenzlinie G^*. Schreibt man die längs der Stromlinie $\overline{S}$ gültige Gleichung (9,18) unter Berücksichtigung von (9,12) in der Form

$$\frac{d\Phi}{d\vartheta} = -D\,\Phi_\vartheta^{-1}\,\omega \tag{10,2}$$

und beschränkt sich auf Punkte von (10,1), in denen $\frac{1}{K}\,\Phi_\omega$, Φ_ϑ, und damit wegen (1,12) auch Ψ_ω, Ψ_ϑ endliche Werte annehmen, so gilt entsprechend Satz 1 der

Satz 9. *Diejenigen Punkte $\omega_A = \omega(\vartheta_A)$ einer Stromlinie $\overline{S}$, in denen $\omega_A = a^*$ und $f(\vartheta_A) = 0$ gilt, sind zugleich kritische Hodographenpunkte.*

Der vorher bewiesene Satz 2 gilt offenbar ebenfalls im Schnittpunkt von $\overline{S}$ und $\overline{G}$, wenn $\omega = a^*$ ist. Die weiteren Sätze über das Verhalten der Kurven $\overline{G}$ und G können allerdings nicht mehr unmittelbar auf die Kurven $\overline{G}^*$ und G^* übertragen werden, weil das Potential $\Phi(\omega, \vartheta)$ in jedem Punkt von $\overline{G}^*$ singulär wird. Denn wegen (10,1) wird zunächst

$$K(a^*) = 0\,, \tag{10,3}$$

und die partiellen Ableitungen von $\Psi(\omega, \vartheta)$ können auf Grund der Gleichungen (9,10) und (9,11) in jedem Punkt von $\overline{G}^*$ nur die Werte

$$\Psi_\omega = 0\,,\quad \Psi_\vartheta \neq 0 \tag{10,4}$$

oder

$$\Psi_\omega = 0\,,\quad \Psi_\vartheta = 0 \tag{10,5}$$

annehmen. Damit folgt aus dem Gleichungssystem (1,12) für die Ableitungen von $\Phi(\omega, \vartheta)$ in beiden Fällen

$$\Phi_\omega = 0\,,\quad \Phi_\vartheta = 0\,, \tag{10,6}$$

d. h., $\Phi(\omega, \vartheta)$ wird längs $\overline{G}^*$ singulär.

Wir behandeln zunächst nur den Fall (10,4), d. h., wir schließen singuläre Punkte der Stromfunktion $\Psi(\omega, \vartheta)$ auf der Schallinie aus. Dann erhalten wir analog zu Satz 3 den

Satz 10. *Wenn ein Punkt $\omega_A = \omega(\vartheta_A)$ einer Stromlinie $\overline{S}$ zugleich ein kritischer Hodographenpunkt, d. h. $\omega_A = a^*$ ist, und die Strom-*

funktion $\Psi(\omega, \vartheta)$ an dieser Stelle nicht singulär wird, dann berühren dort die Charakteristiken C^+ und C^- die Stromlinie $\bar{S}$ (vgl. Abb. 16).

Zum Beweis beachten wir zunächst, daß in jedem Punkt ω_A, ϑ_A von $\bar{S}$ auf Grund von (9,16) und (10,4) die Beziehung

$$|\dot{\omega}(\vartheta_A)| \to \infty \qquad \text{für} \qquad \vartheta \to \vartheta_A \tag{10,7}$$

besteht. Dieselbe Beziehung gilt wegen (1,16) und (10,3) für die Ableitungen erster Ordnung der Charakteristiken C^+ und C^-, womit die Berührung dieser Kurven mit $\bar{S}$ bewiesen ist.

Außerdem läßt sich für den Fall, daß $\bar{S}$ von einem Schallgrenzhodographen $\bar{G}^*$ geschnitten (aber nicht berührt) wird, d. h., wenn die Ableitung $\dot{\omega}(\vartheta)$ der Kurven $\bar{G}^*$ im Schnittpunkt mit $\bar{S}$ endlich

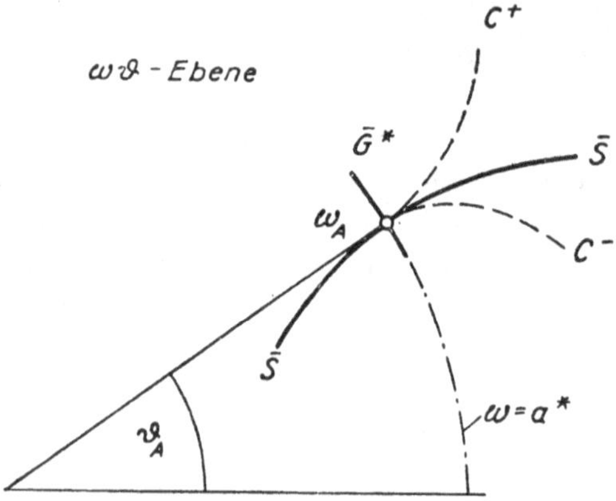

Abb. 16. Die Charakteristiken C^+ und C^- im Schnittpunkt von $\bar{S}$ und $\bar{G}^*$

bleibt, die Neigung der Schallgrenzlinie G^* in der xy-Ebene einfach berechnen. Dazu nehmen wir an, daß G^* eine Parameterdarstellung $x(\vartheta), y(\vartheta)$ besitzt, die sich mit Hilfe von (1,24) und unter Berücksichtigung von (10,4) durch die Beziehungen

$$\dot{x}(\vartheta) = -\frac{\varrho_r}{\varrho^* a^*} \Psi_\vartheta \sin\vartheta\,, \qquad \dot{y}(\vartheta) = \frac{\varrho_r}{\varrho^* a^*} \Psi_\vartheta \cos\vartheta \tag{10,8}$$

ausdrücken läßt. Daraus folgt unmittelbar für G^*

$$\frac{dy}{dx} = -\operatorname{ctg}\vartheta\,, \tag{10,9}$$

d. h.

Satz 11. *Die Schallgrenzlinie G^* steht ebenso wie die Niveaulinie* $\Phi(x, y) = \text{const}$ *auf der Stromlinie S senkrecht.*

Um eine weitere Aussage über S beim Schnitt mit G^* entsprechend Satz 4 zu erhalten, ist zu beachten, daß die Ableitung $\dot{\omega}(\vartheta)$ längs der Stromlinie $\bar{S}$ gemäß (10,7) nicht mehr endlich bleibt.

Man wird aus diesem Grunde an Stelle von (9,20) eine Parameterdarstellung $x(\omega)$, $y(\omega)$ für S einführen und die zugehörigen asymptotischen Entwicklungen

$$\begin{aligned} x(\omega) &\approx x(a^*) + x'(a^*)\,(\omega - a^*) + x''(a^*)\,\frac{(\omega - a^*)^2}{2}\,, \\ y(\omega) &\approx y(a^*) + y'(a^*)\,(\omega - a^*) + y''\,(a^*)\,\frac{(\omega - a^*)^2}{2} \end{aligned} \tag{10,10}$$

für hinreichend kleine $|\omega - a^*|$ untersuchen. Zunächst betrachten wir die Ableitungen

$$x'(\omega) = x_\omega + x_\vartheta\,\vartheta'(\omega)\,, \quad y'(\omega) = y(\omega) + y_\vartheta\,\vartheta'(\omega)\,, \tag{10,11}$$

wobei x_ω, x_ϑ, y_ω und y_ϑ durch die Gleichungen (1,27) erklärt sind. Wegen (10,3) und (10,4) wird in Punkten von $\bar{G}^*$

$$x_\omega = 0\,, \qquad y_\omega = 0\,. \tag{10,12}$$

Ferner liefert die Darstellung $\Psi(\omega, \vartheta) = 0$ für $\bar{S}$:

$$\Psi_\omega + \Psi_\vartheta\,\vartheta'(\omega) = 0\,, \tag{10,13}$$

mithin wegen (10,4)

$$\vartheta'(a^*) = 0\,, \tag{10,14}$$

so daß aus (10,11)

$$x'(a^*) = 0\,, \qquad y'(a^*) = 0 \tag{10,15}$$

folgt. Weiter muß, wenn (10,4) erfüllt ist, für eine zweimal stetige differenzierbare Lösung $\Psi(\omega, \vartheta)$ von (1,14a) in den Punkten von $\bar{G}^*$

$$\Psi_{\omega\omega} = 0 \tag{10,16}$$

sein. Daher ergibt sich zunächst aus (1,26)

$$\begin{aligned} x''(a^*) &= \frac{2}{a^{*3}}\,\Psi_\vartheta \cos\vartheta - \frac{\varrho_r}{\varrho^*\,a^*}\,\Psi_\vartheta\,\vartheta''(a^*) \sin\vartheta\,, \\ y''(a^*) &= \frac{2}{a^{*3}}\,\Psi_\vartheta \sin\vartheta + \frac{\varrho_r}{\varrho^*\,a^*}\,\Psi_\vartheta\,\vartheta''(a^*) \cos\vartheta\,. \end{aligned} \tag{10,17}$$

Da in jedem Punkt von $\bar{S}$ die Beziehung

$$\frac{d^2\Psi}{d\omega^2} \equiv \Psi_{\vartheta\vartheta}\,\vartheta'^2 + 2\,\Psi_{\omega\vartheta}\,\vartheta' + \Psi_{\omega\omega} + \Psi_\vartheta\,\vartheta'' = 0 \tag{10,18}$$

besteht, erhält man mit (10,4), (10,14) und (10,16) noch

$$\vartheta''(a^*) = 0\,, \tag{10,19}$$

so daß die zweiten Glieder auf den rechten Seiten der Gleichungen (10,17) verschwinden müssen, während mindestens eines der ersten Glieder von Null verschieden ist. Zugleich erkennt man, daß das Kurvenverhalten von S gemäß (10,10) und (10,17) allein durch den Stromwinkel ϑ bestimmt wird. Wir fassen diese Ergebnisse zusammen in dem

Satz 12. *Wenn in einem Schnittpunkt ω_A, ϑ_A einer Stromlinie mit einem Schallgrenzhodographen $\bar{G}^*$ die Stromfunktion $\Psi(\omega, \vartheta)$ keine singuläre Stelle aufweist, dann besitzt die Stromlinie S im zugehörigen*

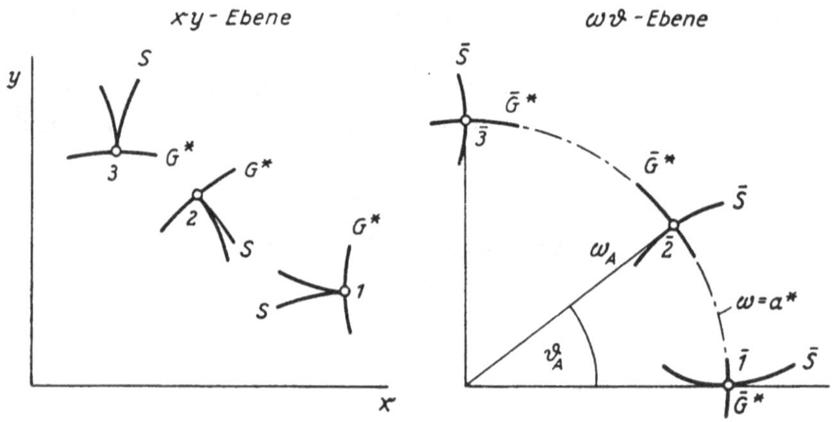

Abb. 17. Die Eigenschaften einer Stromlinie S im Urbild eines Schnittpunktes von $\bar{S}$ und $\bar{G}^*$ bei verschiedenen Stromwinkeln ϑ_A

Bildpunkt x_A, y_A eine gewöhnliche Spitze, falls $|\vartheta_A| = 0$ oder $\dfrac{\pi}{2}$ ist, und eine Schnabelspitze, falls $0 < |\vartheta_A| < \dfrac{\pi}{2}$ ist (vgl. Abb. 17).

Mit diesem Satz schließen wir unsere Untersuchungen über Grenzlinieneigenschaften in der vorliegenden Arbeit ab, da der noch offen gebliebene Sonderfall, daß die Ableitungen Ψ_ω und Ψ_ϑ im Überschallgebiet gleichzeitig verschwinden, mit der von J. W. CRAGGS [22], S. 377, 378 angegebenen Methode auch in der $\omega\vartheta$-Ebene behandelt werden kann.

Ebenso verzichten wir hier auf eine Untersuchung der Eigenschaften der Verzweigungshodographen

$$I(\omega, \vartheta) = \infty\,.$$

11. Numerisches Beispiel

Nachdem in den Abschnitten 9 und 10 wesentliche Eigenschaften von Grenzhodographen und Grenzlinien mit Hilfe der durch (9,19) erklärten Funktion $f(\vartheta)$ hergeleitet wurden, soll nunmehr gezeigt werden, daß diese Funktion auch für numerische Berechnungen vorteilhaft ist. Zu dem Zweck betrachten wir noch einmal die zur Stromfunktion (6,2) gehörige Profilströmung bei der Anström-MACH-Zahl $\frac{w_0}{a^*} = 0{,}436$. Es wurde bereits bemerkt, daß der Punkt P (vgl. Abb. 12) auf der Oberseite der Profilkontur $\Psi(x, y) = 0$ zugleich Punkt einer Grenzlinie ist. Um den Verlauf dieser Grenzlinie in der

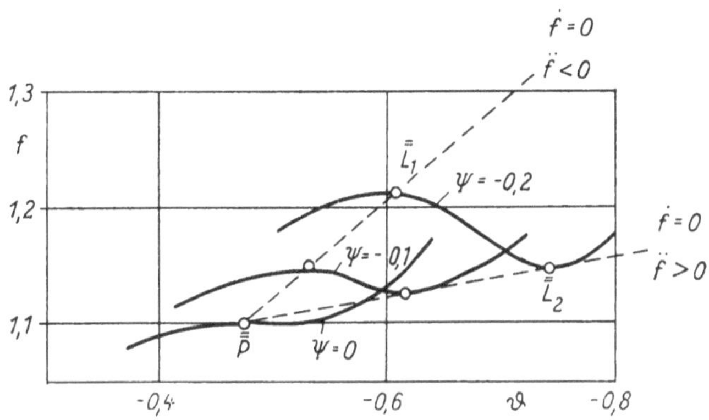

Abb. 18. Die Funktion $f(\vartheta)$ für die Stromlinien $\Psi = 0;\ -0{,}1;\ -0{,}2$

Umgebung von P zu ermitteln, braucht man nur die zu den Stromlinien $\Psi(\omega, \vartheta) = 0;\ -0{,}1;\ -0{,}2$ gehörigen Werte der Funktion $f(\vartheta)$, d. h. die Werte des Potentials $\Phi(\omega, \vartheta)$, gemäß Gleichung (6,15) aufzutragen. Die Ergebnisse veranschaulicht Abb. 18. Im Punkt $\bar{\bar{P}}$, der dem Punkt P auf der Profilkontur entspricht, verschwindet die erste und zweite Ableitung von $f(\vartheta)$. Im zugehörigen Bildpunkt $\bar{P}$ der $\omega\vartheta$-Ebene wird in Übereinstimmung mit Satz 6 der entsprechende Teil der Bildkontur $\Psi(\omega, \vartheta) = 0$ von einem Grenzhodographen $\bar{G}$ berührt, und zwar handelt es sich dabei um den Typ $\bar{G}^+$ mit der Kurvengleichung $D^+ = 0$ (vgl. Abb. 19). Außerdem wird dort die Stromlinie, wie in jedem Schnittpunkt, mit einem Grenzhodographen $\bar{G}^+$ gemäß Satz 3 von einer Charakteristik C^+ berührt. Auf Grund der

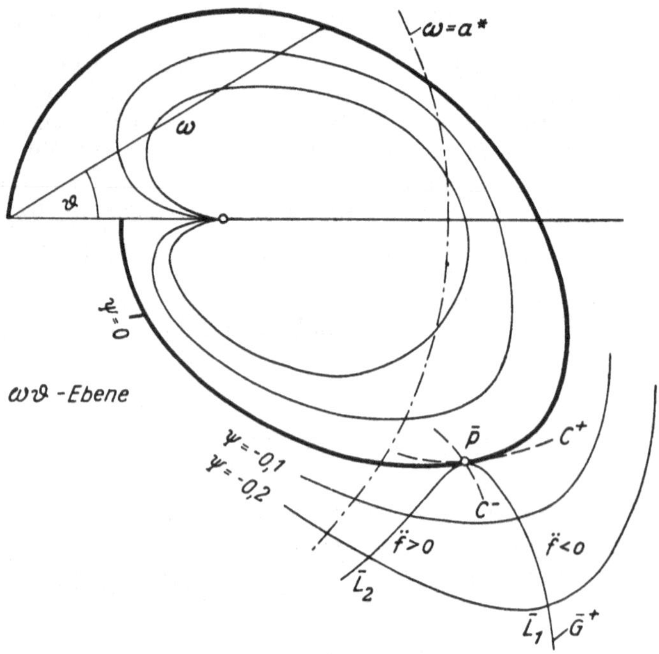

Abb. 19. Grenzhodograph und Stromlinien in der $\omega\vartheta$-Ebene

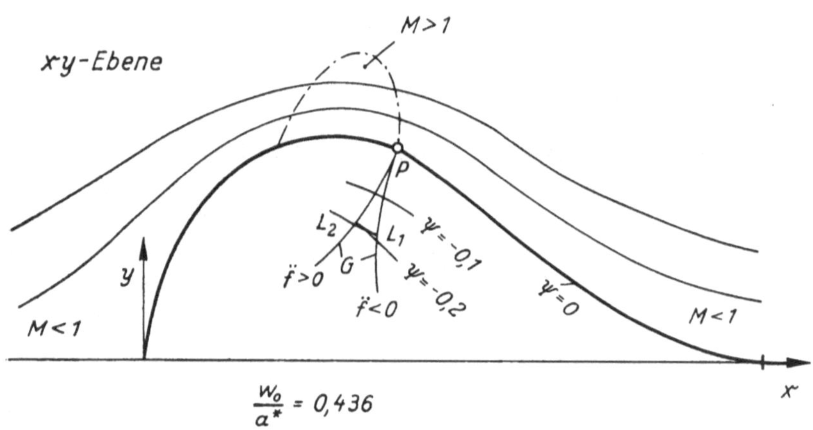

Abb. 20. Grenzlinie und Stromlinien in der xy-Ebene

Sätze 7 und 8 ergibt sich schließlich im Punkt P der xy-Ebene ein Flachpunkt der Profilkontur und eine Schnabelspitze der Grenzlinie G. Für die Stromlinie $\Psi(\omega, \vartheta) = -0{,}2$ erhält man im Punkt $\bar{\bar{L}}_1$ ein Maximum und im Punkt $\bar{\bar{L}}_2$ ein Minimum von $f(\vartheta)$. Die Bildpunkte $\bar{L}_1$ und $\bar{L}_2$ in der $\omega\vartheta$-Ebene sind daher nach Satz 1 Punkte eines Grenzhodographen, und zwar handelt es sich dabei ebenfalls um den Typ $\bar{G}^+$. Denn in den Punkten $\bar{L}_1$ bzw. $\bar{L}_2$ berührt je eine Charak-

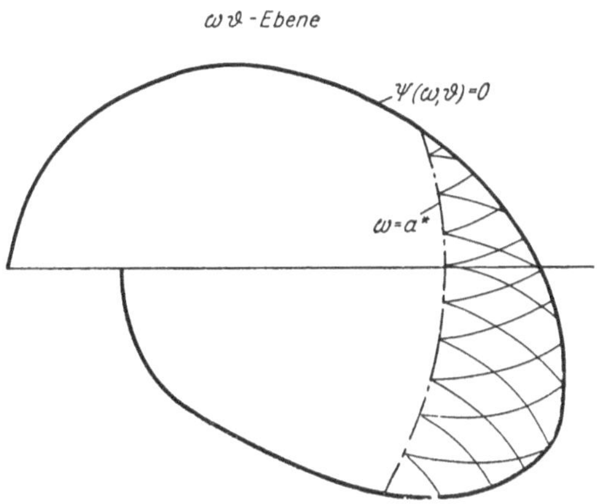

Abb. 21. Die Charakteristiken im Gebiet $\omega > a^*$ der $\omega\vartheta$-Ebene. Anström-MACH-Zahl $\frac{w_0}{a^*} = 0{,}436$

teristik C^+ die Stromlinie $\Psi(\omega, \vartheta) = -0{,}2$, und die Stromfunktion $\Psi(\omega, \vartheta)$ verhält sich dort regulär. In den Urbildpunkten L_1 und L_2 der Strömungsebene ergeben sich gemäß Satz 4 Spitzen der Stromlinie $\Psi(x, y) = -0{,}2$ (vgl. Abb. 20). Der Grenzhodograph $\bar{G}^-$ mit der Gleichung $D^- = 0$ liegt symmetrisch zu $\bar{G}^+$ in bezug auf die Achse $\vartheta = 0$ im zweiten Blatt der $\omega\vartheta$-Ebene, das der Unterseite des Profils in der Strömungsebene entspricht.

Um das Verhalten dieser Profilströmung im Überschallgebiet zu untersuchen, haben wir mit Hilfe der Gleichungen

$$\begin{aligned} \vartheta - \text{const} &= \frac{1}{a^*}\sqrt{\left(\frac{\omega}{a^*}\right)^2 - 1} - \arccos\frac{a^*}{\omega}, \\ \vartheta - \text{const} &= -\frac{1}{a^*}\sqrt{\left(\frac{\omega}{a^*}\right)^2 - 1} + \arccos\frac{a^*}{\omega}, \end{aligned} \tag{11,1}$$

die sich aus den Differentialbeziehungen (1,16) ergeben, die Charakteristiken C^+ und C^- im Gebiet $\omega > a^*$ der $\omega\vartheta$-Ebene gezeichnet (vgl. Abb. 21). Als Urbildkurven in der Strömungsebene liefern diese Charakteristiken die MACHschen Linien im Überschallgebiet $M > 1$,

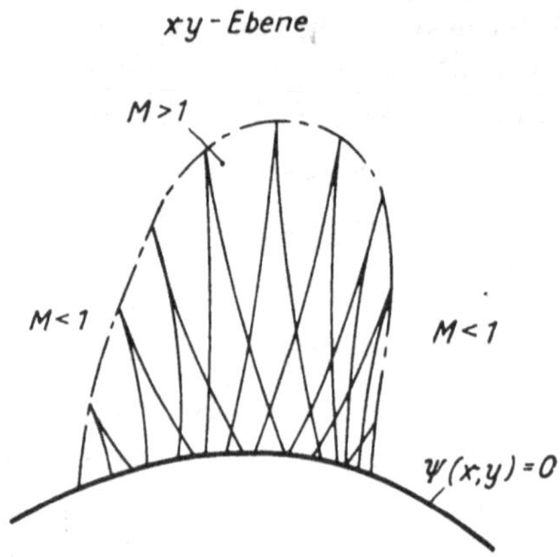

Abb. 22. Die MACHschen Linien im Überschallgebiet der Strömungsebene

die in Abb. 22 veranschaulicht sind. Man erkennt, daß die MACHschen Linien dieses Gebietes stromabwärts „dichter" werden. Ein Zusammenlaufen dieser Linien, das Anhaltspunkte für einen Verdichtungsstoß geben könnte, war jedoch nicht festzustellen.

III. Nachbarprofile bei fester Anström-MACH-Zahl

12. Numerisches Beispiel

Um zu zeigen, daß die Ausgangsstromfunktion

$$\Psi(\omega, \vartheta) = \operatorname{Im}\left(\frac{1}{1 - \frac{\omega}{a^*}\cos\Omega} + i\, c\, \frac{\omega}{a^*}\sin\Omega\right) \tag{6,2}$$

bei festgehaltener Anström-MACH-Zahl $\frac{w_0}{a^*}$ aus dem Intervall $0{,}381 < \frac{w_0}{a^*} < 0{,}436$ keine isolierte Lösung in Form einer stetigen Umströmung der Profilkontur C in der xy-Ebene mit beschränkten Überschallbereichen darstellt, betrachten wir als numerisches Beispiel die Stromfunktion

$$\Psi_2(\omega, \vartheta; \tau_1, \tau_2) = \Psi(\omega, \vartheta) + \sum_{\nu=1}^{2} \tau_\nu\, I_\nu\left(\nu \frac{\omega}{a^*}\right) \sin \nu\, \vartheta \tag{12,1}$$

mit reellen Parametern τ_ν. Mit Hilfe des Gleichungssystems (1,12) ergibt sich das zugehörige Potential $\Phi_2(\omega, \vartheta; \tau_1, \tau_2)$ in der Gestalt

$$\Phi_2(\omega, \vartheta; \tau_1, \tau_2) = \Phi(\omega, \vartheta) + \sum_{\nu=1}^{2} \tau_\nu \left\{ I_\nu\left(\nu \frac{\omega}{a^*}\right) - \frac{\omega}{a^*} I_{\nu-1}\left(\nu \frac{\omega}{a^*}\right)\right\} \cos \nu\, \vartheta\,, \tag{12,2}$$

wobei $\Phi(\omega, \vartheta)$ durch den Ausdruck (6,15) erklärt ist. Offenbar geht Ψ_2 für $\tau_\nu \to 0$ stetig in die Stromfunktion (6,2) über. Die Staupunktsbedingungen (3,62) sind jedoch im Falle $\vartheta_r = \frac{\pi}{2}$, den wir hier allein untersuchen, nur erfüllt, wenn $\tau_1 = 0$ ist. Für die Rechnung haben wir $\tau_2 = 0{,}1$ gewählt und erhalten in der $\omega\vartheta$-Ebene eine Bildkontur $\overline{C}_2$ mit der Gleichung

$$\Psi_2(\omega, \vartheta; \tau_2) = 0\,. \tag{12,3}$$

Abb. 23 zeigt die zugehörige Profilkontur C_2 (gestrichelte Kurve) in der xy-Ebene und zum Vergleich die Kontur C (ausgezogene Kurve)

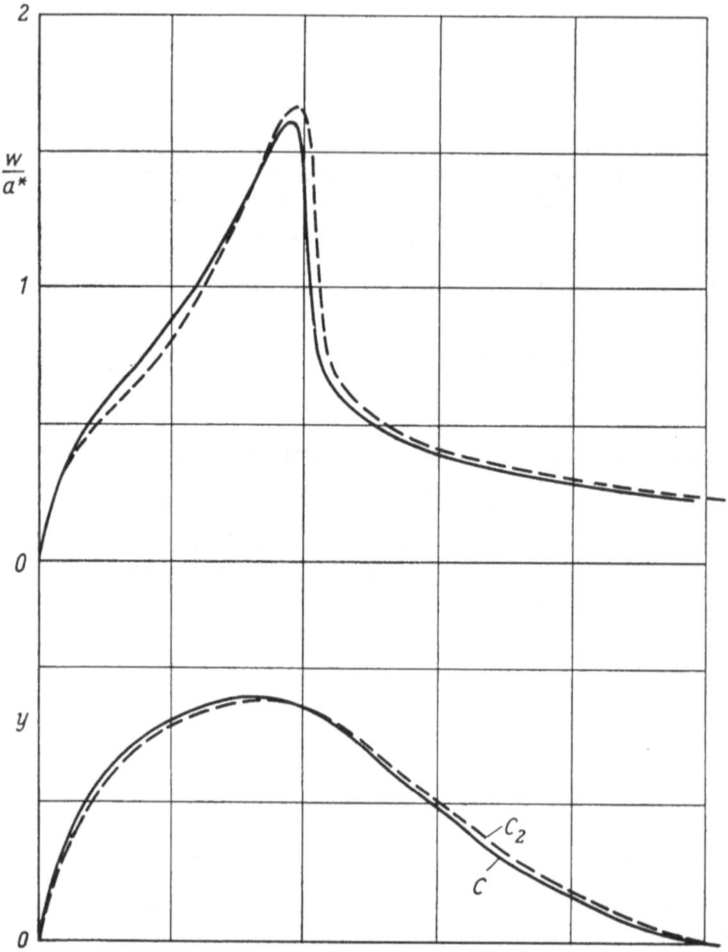

Abb. 23. Benachbarte Profilkonturen C ($\tau_2 = 0$) und C_2 ($\tau_2 = 0{,}1$) mit den zugehörigen Geschwindigkeitsverteilungen. Anström-MACH-Zahl $\frac{w_0}{a^*} = 0{,}426$

des Ausgangsprofils, das wir in der $\omega\vartheta$-Ebene durch die Gleichung $\Psi(\omega, \vartheta) = 0$ festgelegt haben. Die Geschwindigkeitsverteilungen an den Profilkonturen C und C_2 sind ebenfalls mit eingezeichnet. Längs dieser Konturen ergab sich nach Berechnung des Potentialverlaufs auf Grund von Satz 1 kein Grenzlinienpunkt. Da ferner im Überschallbereich die Profilkrümmung endlich bleibt, existiert nach K. FRIEDRICHS [29] in diesem Bereich und auf der Schallinie ebenfalls kein Grenzlinienpunkt. Überdies sei bemerkt, daß für hinreichend kleine τ_2 mit $\tau_2 > 0$ die zugehörige Profilkontur C_2 in eine hinreichend schmale Parallelstreifenumgebung von C eingebettet werden kann. Somit liefert die Stromfunktion $\Psi_2(\omega, \vartheta; \tau_2)$ in der Form (12,1) zur Stromfunktion (6,2) ein Beispiel für eine stetige Schar symmetrischer „Nachbarströmungen". Dabei läßt sich der Nachbarschaftsbegriff in folgender Weise präzisieren:

1. Die Profilkontur C_2 ist eine geschlossene in bezug auf die Achse $y = 0$ symmetrische Kurve in der xy-Ebene, die in einer hinreichend schmalen Parallelstreifenumgebung des Profils C liegt.
2. Das Außengebiet von C_2 in der xy-Ebene ist als Urbild des entsprechenden Gebietes der Hodographenebene schlicht. Insbesondere enthält der Überschallbereich und die Schallinie keine Grenzlinienpunkte.

Die Eigenschaften 1 und 2 kennzeichnen die Profilkontur C_2 als Nachbarprofil von C. Dies steht keineswegs im Widerspruch zu dem Nicht-Existenzsatz von C. MORAWETZ [12]; denn der MORAWETZsche Satz setzt ein Nachbarprofil voraus, das mit dem Ausgangsprofil bis auf einen hinreichend kleinen Bogen im Überschallbereich übereinstimmen muß.

In der Parallelstreifenumgebung von C existieren also gewiß unendlich viele Nachbarprofile, die nach dem Satz von C. MORAWETZ sicher nicht stetig umströmt werden, aber auch unendlich viele Nachbarprofile von der Gestalt (12,1) mit einer stetigen Potentialströmung. Es muß dem Experiment überlassen bleiben, die zuletzt genannte Schar von Nachbarprofilen physikalisch zu realisieren.

LITERATUR

[1] Lighthill, M. J., Hodograph transformation in transonic flow. III. Flow round a body. Proc. Roy. Soc. A **191** (1947).

[2] Cherry, T. M., Flow of a compressible fluid about a cylinder. Proc. Roy. Soc. A **192** (1947).

[3] Oswatitsch, K. – Wieghardt, K., Theoretische Untersuchungen über stationäre Potentialströmungen und Grenzschichten bei hohen Geschwindigkeiten. (Lilienthal – Preisausschreiben 1942). Ber. d. Lilienthal-Ges. 1944. Übersetzung in NACA TM 1189.

[4] Oswatitsch, K., Die Geschwindigkeitsverteilung bei lokalen Überschallgeschwindigkeiten an flachen Profilen. ZAMM **30** (1950). Vgl. dazu auch Acta Physica Austriaca **4** (1950).

[5] Oswatitsch, K. – Zierep, J., Stationäre, ebene, schallnahe Strömung. Vortrag auf dem 10. Intern. Kongreß f. Angew. Mechanik (1960) in Stresa.

[6] Reutter, F., Über eine angenäherte quasilineare Potentialgleichung der ebenen kompressiblen Strömung und ihre mittels Legendre-Transformation zu gewinnenden Lösungen. ZAMM **27** (1947).

[7] Tricomi, F., Stranezze del „Tricomi-gas". Rend. Acc. Nazionale dei Lincei. Classe di Sc. fis., matem. e nat. **16** (1954).

[8] Frankl, F., Untersuchungen auf dem Gebiet der schallnahen Strömungen. ZAMM **41** (1961).

[9] Germain, P., Remarks on the theory of partial differential equations of mixed type and applications to the study of transonic flow. Comm. on Pure and Appl. Math. **7** (1954).

[10] Tomotika, S. – Tamada, K., Studies on two-dimensional transonic flows of a compressible fluid. – Part III. Quarterly of Applied Mathematics **9** (1951).

[11] Nocilla, S., Sopra una classe di profili alari transonici nell' approssimazione di Tomotika e Tamada. Atti di Torino. Cl. d. Sc. fis. matem. e nat. **89** (1954–1955).

[12] Morawetz, C., On the non-existence of continuous transonic flows past profiles I, II, III. Comm. on Pure and Appl. Math. **9** (1956), **10** (1957), **11** (1958).

[13] Schäfer, M., Über die stetige Rückkehr gestörter Überschallströmungen in den Unterschallbereich bei gemischten Strömungsfeldern. Journ. of. Rat. Mech. and Anal. **5** (1956).

[14] KOPPE, E., Zur transonischen Kontroverse: Experimentelle Bestätigung der Schäferschen Stabilitätsaussage. Nachr. d. Akad. d. Wiss. Göttingen. II. Math.-phys. Klasse (1960) Nr. 9.

[15] SCHINCKE, E., Berechnung von symmetrischen Profilströmungen mit beschränkten Überschallbereichen. ZAMM **39** (1959).

[16] WATSON, G. N., A treatise on the theory of Bessel functions. Cambridge Univ. Press 1922.

[17] TRICOMI, F., Mathematische Fragen der transonischen Gasdynamik. ZAMM **39** (1959).

[18] SCHUBERT, H. — SCHINCKE, E., Die Berechnung einer zirkulationslosen Unterschallströmung um den Kreiszylinder mit der Hodographenmethode. Ber. üb. d. Verhdl. d. Sächs. Ak. d. Wiss. zu Leipzig. Math.-nat. Kl. **103** (1959) Heft 6.

[19] SCHINCKE, E., Die Berechnung der Grenzlinien ebener transonischer Profilströmungen. ZAMM **40** (1960) Sonderheft.

[20] TOLLMIEN, W., Zum Übergang von Unterschall- in Überschallströmungen. ZAMM **17** (1937).

[21] TOLLMIEN, W., Grenzlinien adiabatischer Potentialströmungen. ZAMM **21** (1941).

[22] CRAGGS, J. W., The breakdown of the hodograph transformation for irrotational compressible fluid flow in two dimensions. Proc. Cambridge Phil. Soc. **44** (1948).

[23] GEIRINGER, H., Grenzlinien der Hodographentransformation. Math. Zeitschr. **63** (1956).

[24] VON MISES, R., Mathematical theory of compressible fluid flow. Acad. Press. Inc., Publ., New York 1958.

[25] SCHUBERT, H. — SCHINCKE, E., Zum Konturproblem der Hodographenmethode im Unterschall. Ber. üb. d. Verhdl. d. Sächs. Ak. d. Wiss. zu Leipzig. Math.-nat. Klasse **102** (1957) Heft 2.

[26] VON KÁRMÁN, TH., Compressibility effects in aerodynamics. Journ. Aeron. Sc. **8** (1941).

[27] SCHEFFERS, G., Einführung in die Theorie der Kurven in der Ebene und im Raum. W. de Gruyter & Co., Berlin—Leipzig 1923.

[28] LUDFORD, G. — SCHOT, S., On sonic limit lines in the hodograph method. Math. Zeitschr. **67** (1957).

[29] FRIEDRICHS, K., On the non-occurrence of a limiting line in transonic flow. Comm. on Pure and Appl. Math. **1** (1948).

Fortsetzung von der 2. Umschlagseite

Heft 4 Prof. Dr. ALBERT FROMME / Die Bedeutung der Entwicklungsgeschichte, besonders des Mesenchyms für die Klinik 24 Seiten – 8° – 1952 – DM 1,75 *(vergriffen)*

Heft 5 Dr. ROBERT BÖKER / Die Entstehung der Sternsphäre Arats 68 Seiten – 4 Abbildungen – 2 Falttafeln – 3 Tabellen – 8° – 1952 – DM 5,60

Band 100

Heft 1 Prof. Dr. HEINRICH BRANDT / Über Stammfaktoren bei ternären quadratischen Formen 24 Seiten – 8° – 1952 – DM 2,25

Heft 2 Dr. PAUL GÜNTHER / Zur Gültigkeit des Huygens'schen Prinzips bei partiellen Differentialgleichungen vom normalen hyperbolischen Typus 43 Seiten – 8° – 1952 – DM 5,–

Heft 3 Dr. ALFRED MÜLLER / Die Schaubarkeit in der Axonometrie 22 Seiten – 3 Falttafeln – 8° – 1952 – DM 3,–

Heft 4 Prof. Dr.-Ing. ENNO HEIDEBROEK / Die Beziehungen zwischen Härte, Schmierung und Verschleißfestigkeit Nachdruck – 40 Seiten – 10 Abbildungen – 8° – 1954 – DM 3,40

Heft 5 Prof. Dr. ROBERT SCHRÖDER / Frauenheilkunde in Forschung und Praxis 22 Seiten – 8° – 1952 – DM 1,35

Heft 6 Dr. ROLF REISSIG / Die pandiagonalen Quadrate vierter Ordnung 54 Seiten – 8° – 1952 – DM 5,–

Heft 7 Prof. Dr. MAX ROBITZSCH / Die Erforschung der Atmosphäre, ihre Methodik und ihre Probleme 30 Seiten – 12 Abbildungen – 4 Kunstsdrucktafeln – 8° – 1953 – DM 2,50

Band 101

Heft 1 Prof. Dr. KURT SCHWABE / Periodische Erscheinungen bei der anodischen Auflösung des Zinks 33 Seiten – 14 Abbildungen – 8° – 1954 – DM 3,–

Heft 2 Dr. UDO PIRL / Positive Lösungen einer nichtlinearen Integralgleichung 44 Seiten – 2 Abbildungen – 8° – 1953 – DM 4,–

Heft 3 Dr. JOACHIM FOCKE / Asymptotische Entwicklungen mittels der Methode der stationären Phase 2. unveränderte Auflage – 48 Seiten – 8° – 1957 – DM 4,80 *(vergriffen)*

Heft 4 Prof. Dr. HANS SALIÉ / Zur Verteilung natürlicher Zahlen auf elementfremde Klassen 26 Seiten – 8° – 1954 – DM 2,50

Heft 5 Prof. Dr.-Ing. ENNO HEIDEBROEK / Die Verantwortlichkeit des Ingenieurs 22 Seiten – 8° – 1954 – DM 1,– *(vergriffen)*

Heft 6 Prof. Dr. HANS SCHUBERT / Dr. ERICH SCHINCKE / Zur Ermittlung von Unterschallströmungen mit der Transformationsmethode bei quadratischer Approximation der Adiabate 32 Seiten – 6 Abbildungen – 2 Tabellen – 8° – 1955 – DM 2,30

Heft 7 Dr. HELMUT SCHAEFER / Neue Existenzsätze in der Theorie nichtlinearer Integralgleichungen 40 Seiten – 8° – 1955 – DM 2,40

Band 102

Heft 1 Dr. PAUL GÜNTHER / Über einige spezielle Probleme aus der Theorie der linearen partiellen Differentialgleichungen zweiter Ordnung 50 Seiten – 8° – 1957 – DM 4,60 *(vergriffen)*

Heft 2 Prof. Dr. HANS SCHUBERT / Dr. ERICH SCHINCKE / Zum Konturproblem der Hodographenmethode im Unterschall 25 Seiten – 8° – 1957 – DM 2,20

Heft 3 Prof. Dr. FRANZ RUNGE / Über die Polymerisation ungesättigter organischer Verbindungen 13 Seiten – 1 Tabelle – 8° – 1957 – DM 1,–

Heft 4 Dr. VICTOR VÂLCOVICI / Une extension des liaisons non holonomes et des principes variationnels 39 Seiten – 8° – 1958 – DM 2,40

Heft 5 Dr. ROLF KLÖTZLER / Beiträge zur Theorie mehrdimensionaler Variationsprobleme mit geknickten Extremalen 72 Seiten – 8° – 1958 – DM 4,30

Heft 6 Prof. Dr. PAULA HERTWIG / Strahlenschäden und Strahlenschutz im zellulären Bereich
43 Seiten – 14 Abbildungen – 4 Tafeln – 6 Tabellen – 8° – 1957 – DM 2,–

Heft 7 Prof. Dr. WILHELM TREIBS / Entwicklungslinien der organischen Chemie
25 Seiten – 8° – 1957 – DM 1,40

Band 103

Heft 1 Prof. Dr. GEORG SPACKELER / Über die Möglichkeit einer Lieferung von Magnesiumsulfat als Düngemittel seitens des Kalibergbaus der Deutschen Demokratischen Republik
Prof. Dr. ANTON ARLAND / Magnesium im Landbau
38 Seiten – 1 Abbildung – 2 Landkarten – 8° – 1958 – DM 1,90

Heft 2 Prof. Dr. HEINRICH BREDT / Über den Tod. Eine naturwissenschaftliche Betrachtung
26 Seiten – 8° – 1958 – DM 1,10 *(vergriffen)*

Heft 3 Dr. HANS WUSSING / Über Einbettungen endlicher Gruppen
38 Seiten – 8° – 1958 – DM 2,50

Heft 4 Prof. Dr. ERNST NEEF / Über die Veränderlichkeit unserer geographischen Umwelt
19 Seiten – 8° – 1959 – DM 1,20

Heft 5 Prof. Dr. WOLFGANG LANGENBECK / Zur Biochemie der Spurenmetalle. Mit Diskussionsbeiträgen
16 Seiten – 4 Tabellen – 8° – 1959 – DM 1,–

Heft 6 Prof. Dr. HANS SCHUBERT / Dr. ERICH SCHINCKE / Die Berechnung einer zirkulationslosen Unterschallströmung um den Kreiszylinder mit der Hodographenmethode
42 Seiten – 12 Abbildungen – 4 Tabellen – 8° – 1959 – DM 4,20

Heft 7 Prof. Dr. PAULA HERTWIG / Anpassung, Vererbung und Evolution
35 Seiten – 14 Abbildungen – 8° – 1959 – DM 3,20

Band 104

Heft 1 Prof. Dr. KARL SCHMALFUSS / Über das Ausmaß der biologischen Bindung des elementaren Stickstoffs. Der Einfluß assimilierbarer Stickstoffverbindungen
19 Seiten – 2 Abbildungen – 6 Tabellen – 8° – 1960 – DM 1,35

Heft 2 Prof. Dr. ANTON LISSNER / Charakteristische Eigenschaften der Braunkohlen
20 Seiten – 10 Abbildungen – 3 Tabellen – 8° – 1960 – DM 2,–

Heft 3 Prof. Dr. FRITZ STATHER / Zur Charakteristik pflanzlicher und synthetischer Gerbstoffe und deren kombinierte Verwendung bei der Gerbung
19 Seiten – 8° – 1960 – DM 1,10

Heft 4 Prof. Dr. HEINRICH PRELL / Bemerkungen zur Geschichte der englischen Längenmaß-Systeme
74 Seiten – 3 Tabellen – 8° – 1962 – DM 4,90

Heft 5 Prof. Dr. OTT-HEINRICH KELLER / Zur Berechnung des Galoisschen Körpers und der Galoisschen Gruppe einer Gleichung in erträglich vielen Schritten
23 Seiten – 8° – 1961 – DM 2,–

Heft 6 Dr. ROLF KLÖTZLER / Die Konstruktion geodätischer Felder im Großen in der Variationsrechnung mehrfacher Integrale
84 Seiten – 1 Abbildung – 8° – 1961 – DM 7,–

Heft 7 Prof. Dr. ARTHUR SIMON / Gitteraufbau und Katalyse bei der Gasentschwefelung
21 Seiten – 16 Abbildungen – 8° – 1961 – DM 2,10

Band 105

Heft 1 Prof. Dr.-Ing. FRITZ OBENAUS / An der Grenze zwischen Hochspannungstechnik und Physik
19 Seiten – 14 Abbildungen – 8° – 1961 – DM 2,40

Heft 2 Prof. Dr. GEORG MERREM / Die klinisch-biologische Wertigkeit der Hirngeschwülste
23 Seiten – 7 Abbildungen – 2 Tabellen – 8° – 1962 – DM 1,90

Heft 3 *Vorliegendes Heft*

Einzel- oder Fortsetzungsbestellungen durch eine Buchhandlung erbeten

Vor 1945 erschienene Berichte antiquarisch durch den Akademie-Verlag, Berlin, zum Teil noch lieferbar

AKADEMIE-VERLAG · BERLIN

FSC
www.fsc.org
MIX
Papier | Fördert gute Waldnutzung
FSC® C083411

Zeitfracht Medien GmbH
Ferdinand-Jühlke-Straße 7
99095 Erfurt, Deutschland
produktsicherheit@kolibri360.de